Date: 3/27/17

SP 616.994 POW
Powell, Suzanne
El cáncer :una guía sencilla y
práctica /

el Cáncer

Una guía sencilla y práctica

Si este libro le ha interesado y desea que lo mantengamos
informado de nuestras publicaciones, puede escribirnos a
comunicacion@editorialsirio.com,
o bien suscribirse a nuestro boletín de novedades en:
www.editorialsirio.com

Diseño de portada: Editorial Sirio, S.A.

©   2016, Suzanne Powell

©   de la presente edición
     EDITORIAL SIRIO, S.A.

EDITORIAL SIRIO, S.A.	NIRVANA LIBROS S.A. DE C.V.	DISTRIBUCIONES DEL FUTURO
C/ Rosa de los Vientos, 64	Camino a Minas, 501	Paseo Colón 221, piso 6
Pol. Ind. El Viso	Bodega nº 8,	C1063ACC
29006-Málaga	Col. Lomas de Becerra	Buenos Aires
España	Del.: Alvaro Obregón	(Argentina)
	México D.F., 01280	

www.editorialsirio.com
sirio@editorialsirio.com

I.S.B.N.: 978-84-16579-47-1
Depósito Legal: MA-324-2016

Impreso en Imagraf Impresores, S. A.
c/ Nabucco, 14 D - Pol. Alameda
29006 - Málaga

Impreso en España

Puedes seguirnos en Facebook, Twitter, YouTube e Instagram.

SUZANNE POWELL

el Cáncer

Una guía sencilla y práctica

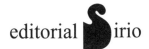

editorial Sirio

Dedico este libro a mi querido amigo Javier Manzanilla, maestro del humor cancerígeno, y ejemplo de entereza, valentía y persistencia. Es autor del libro Un cáncer que lo cura todo. *Una amistad que desconoce protocolos ni barreras como la nuestra merece celebrarse todos los días del año. Mi manera de agradecer tu cariño entremezclado con risas y lágrimas es a través de esta dedicatoria, querido Javier. ¡Te quiero hasta el infinito y más allá!*

PRÓLOGO

Conocí a Suzanne Powell hace varios años, cuando dio una conferencia en Nerja (Málaga). Tenía realmente ganas de conocerla personalmente, ya que las referencias que me habían llegado de ella eran muy buenas. Normalmente no me dejo llevar por lo que me dicen, así que me senté a escucharla, con la idea de sentir lo que me transmitía. Me cautivó desde el primer momento, tanto por la sencillez con la que expresaba un gran conocimiento en materia de salud integral como por la energía, fuerza y entusiasmo que desprendía al hacerlo, siempre en primera persona. Suzanne nos habló desde su experiencia personal y le dio mucha importancia al tema de la reeducación para la salud.

Todas las personas con las que hablé coincidieron en que estaban plenamente decididas a comprobar por sí mismas todo lo que habían aprendido de ella. Además, estaban seguras de que si lo ponían en práctica, verían resultados muy positivos en sus vidas.

He escuchado muchas de las videoconferencias de Suzanne y he podido comprobar que desprenden esa misma energía. Nos transmite mensajes siempre positivos; nos habla de la importancia de que nos observemos, nos escuchemos, nos concienciemos y hagamos los cambios pertinentes en relación con todo aquello que pueda estar dañándonos. Los cambios que nos sugiere llevar a cabo son precisos y sencillos de incorporar, y deben permitirnos tomar las riendas de nuestra propia salud.

En una de las asignaturas que cursé en los primeros años de la carrera de Medicina, me llamó la atención algo que se nos transmitió: la importancia de orientar las actuaciones médicas hacia una medicina positiva (es decir, hacia la prevención) más que curativa. Esto es lo que nos aconseja Suzanne en este libro sobre el cáncer. Ella misma es un vivo ejemplo de ello, ya que desafió un pronóstico de cáncer en que se le dio un uno por ciento de probabilidades de supervivencia. Hizo la promesa de que si lo superaba dedicaría su vida a compartir sus conocimientos con todo el mundo. A partir de aquí, nos lanza un mensaje de esperanza: «Hay algo que puedes hacer por ti mismo»; «Si yo puedo, tú puedes».

Suzanne nos llama a la autoobservación y la autorreflexión para buscar el origen de la enfermedad: los conflictos del pasado, los malos hábitos, los desequilibrios del sistema nervioso, las falsas creencias, las alteraciones del sistema inmunológico, la falta de descanso, la contaminación ambiental, los campos electromagnéticos, la alimentación...

Comparte con el lector consejos y pautas muy prácticos y sencillos para recuperar la salud.

Durante los treinta y tres años que llevo ejerciendo la profesión médica, me he estado formando en múltiples técnicas y métodos que me han ayudado a mejorar el estado de salud de mis pacientes. He entendido la importancia que tiene que no nos limitemos únicamente a tratar los síntomas sino que busquemos asimismo la raíz de la enfermedad, que puede hallarse en desequilibrios presentes tanto a nivel físico como emocional, social, ambiental, espiritual e incluso multidimensional. Hay que tratar al ser humano en su totalidad.

Hace unos meses he tenido la oportunidad de hacer el curso de la técnica del Toque Zen. Se basa en el equilibrio y el control del sistema nervioso mediante la respiración consciente y los Toques Zen, que constituyen una práctica muy sencilla. Suzanne inició a todos los participantes de forma totalmente altruista; realmente, pone sus conocimientos al servicio de los demás. He tenido la oportunidad de poner en práctica esta técnica en relación con múltiples patologías y he podido comprobar los beneficios obtenidos, así como la rapidez de los resultados. Por este motivo, hemos puesto en marcha en Granada un proyecto médico de investigación en el Instituto Mixto Universitario de Deporte y Salud (IMUDS), en que se estudian los cambios fisiológicos que tienen lugar en el organismo al aplicar esta magnífica técnica.

Los seres humanos somos responsables de nuestra propia salud. Por eso es importante que desde una edad temprana aprendamos los conocimientos necesarios para conservarla. Conviene que adoptemos hábitos y estilos de vida saludables, como propone Suzanne en este libro. Tenemos las herramientas a nuestro alcance; a partir de aquí, se trata de aplicar el sentido común. Cada persona debe convertirse en el guardián de su propia salud. Debido a ello, considero que este libro es un auténtico tesoro que puede ayudar a todo el mundo.

Doctora SOCORRO NAVARRETE ÁLVAREZ,
Centro de Medicina del Deporte,
Granada

INTRODUCCIÓN

Este libro surgió de la nada. El día 13 de julio de 2015 estaba meditando, como suelo hacer todas las noches a partir de las nueve, y cuando estaba casi al final me llegó una inspiración. Vino por sorpresa, sin participación de mi mente consciente.

Me levanté rápidamente a buscar una libreta y un bolígrafo y volví a tomar asiento en el balcón, donde disfrutaba del frescor de la noche. De repente empezaron a salir las palabras. Fui escribiendo, sin pensar, hasta llenar un total de treinta y tres páginas. Treinta y tres páginas sobre el tema del cáncer, que conformaban una guía práctica y fácil de entender con la finalidad de aportar esperanza.

Desde el primer momento en que reciben el diagnóstico de cáncer, muchas personas sienten que no tienen escapatoria y que van a morir. Yo quiero transmitirles que se puede hacer mucho, partiendo de la premisa de que el poder está dentro de cada uno de nosotros.

Así pues, este libro es un regalo de esperanza, una chispa de alegría, un enfoque un tanto diferente para devolverle el poder a la persona que se encuentra en esta situación, tanto si está siguiendo un protocolo médico como un protocolo natural alternativo o complementario. Puede ser incluso que esté muy al principio de su proceso... Lo que necesita, en cualquier caso, es información. En muchas ocasiones los pacientes encuentran que no hay apenas información disponible sobre posibles tratamientos y caen en una profunda depresión al ver que tienen ante sí un procedimiento muy agresivo, que les va a ocasionar mucho sufrimiento, tanto a ellos como a sus familiares.

Esta guía ofrece la información adecuada para que cada cual pueda hacer una autorreflexión; también para que observe su entorno y vea qué es lo que puede cambiar con el fin de mejorar su salud de forma inmediata.

Esa noche estuve escribiendo sin parar durante tres horas. Cuando llega algo así, canalizado inesperadamente, uno entra en otro estado y fluye una especie de «escritura automática». Después de estar todo ese rato escribiendo, mi hija me miró de reojo y me dijo:

—Es un nuevo libro, mamá. Debe de ser muy importante, porque nunca te he visto escribir tanto y tan rápido, y sin pronunciar ni una sola palabra.

Este es un libro muy necesario para la humanidad. Mi deseo es que sirva de ayuda a quienes estén necesitándolo en este momento o puedan necesitarlo en el futuro. Según las estadísticas, el pronóstico para estos tiempos actuales es que una de cada dos personas padecerá cáncer. Es hora de tomar las riendas de nuestra responsabilidad, para liberarnos de ser un número más, que avale las estadísticas.

A lo largo del libro iremos contemplando juntos muchos factores que pueden conducir al cáncer. Pueden ser factores emocionales, espirituales o de actitud, así como ciertos malos hábitos. Asimismo, el cáncer puede tener su origen en una alimentación inadecuada o insuficiente. Mencionaré también los aditivos que se añaden en grandes cantidades a los alimentos, aditivos que son tóxicos para el cuerpo humano, y veremos de qué antídotos disponemos. También tendremos en cuenta la sobresaturación de los órganos de eliminación y los filtros del organismo (los riñones, el hígado, el intestino grueso, etc.) y la necesidad de mantener esos filtros limpios y descargados para que el cuerpo pueda disfrutar de un funcionamiento óptimo. (No se trata solamente de un funcionamiento «correcto», sino que «vamos a aspirar a lo mejor», como si nuestro cuerpo fuese el coche más valioso. De hecho, ¡nos tiene que durar toda una vida!).

También existen los factores ambientales. No solo estamos expuestos a la contaminación sino también a los campos electromagnéticos, como los de la telefonía móvil o la televisión. Tenemos el control de algunos de estos campos y de otros no, porque no podemos apagarlos; sencillamente están ahí (por ejemplo, las torres de alta tensión). Debemos tener en cuenta asimismo las sustancias tóxicas que se utilizan en la limpieza del hogar (la cocina, el baño, los suelos) y en la lavadora: ¿qué tipo de detergentes estamos inhalando constantemente, al haber lavado con ellos nuestra ropa?

Además, hay que analizar el uso de perfumes y desodorantes, sobre todo en el caso de la mujer, que tiene mayor tendencia a perfumarse. Del mismo modo, hay que tener en cuenta el humo de los inciensos, los ambientadores... Me iré refiriendo con detalle a todo ese tipo de carcinógenos y sustancias que pueden debilitar nuestro sistema inmunológico, dejando el cuerpo expuesto a un alto nivel de toxemia y, como consecuencia, causar una bajada de sus defensas naturales; así, el organismo puede llegar a saturarse totalmente, sin posibilidad de afrontar ninguna enfermedad, y menos aún el cáncer.

Trato también otras causas de carácter menos tangible pero no por ello menos real, como la influencia que otras almas ejercen sobre nuestro campo magnético.

El libro que tienes entre manos cuenta con la participación de tres médicos, que nombro por orden de aparición: en primer lugar, como has visto ya, la doctora Socorro Navarrete, a quien le pedí que escribiese el prólogo. En segundo lugar, la doctora Ana Caminero, cuya aportación incluyo al final del primer capítulo. Y, por último, un apéndice más, que en este caso ofrece el testimonio de la doctora Beisblany Maarlem. Estos tres compañeros del camino, que tienen la mente abierta y apuestan por una nueva medicina del futuro, son lo que yo llamo *médicos Zen*. Los tres han hecho los cursos conmigo y están incorporando el Zen en su práctica médica diaria, con conciencia. Aprovecho para expresarles mi agradecimiento y para celebrar la apertura que se está empezando a producir en el sector alopático y que va a ser determinante para terminar logrando, entre todos, una medicina interdisciplinar que esté realmente al servicio del ser humano. Más adelante explicaré en qué consiste el *Curso Zen*.

El apéndice 1 tiene la finalidad de condensar de modo resumido la información práctica contenida en el libro; te permite evaluar su incorporación a tu vida. Así, podrás hacer una marca (√) al lado de todos aquellos elementos que estés aplicando o empezando a aplicar, para llevar un mejor control.

Espero que estas páginas te resulten profundamente útiles y te permitan afirmar tu curación, entendida en sentido amplio. Te mando un afectuoso abrazo desde el corazón y te deseo un buen viaje.

Capítulo 1

ASPECTOS EMOCIONALES Y ESPIRITUALES

¡Que no cunda el pánico!

Cuando a una persona le han diagnosticado cáncer, del tipo que sea, su primera reacción es pensar que se va a morir. Mi primer mensaje es este: que no cunda el pánico. El cáncer es un proceso natural; uno mismo lo crea y uno mismo puede finalizarlo. Lo único que se necesita en este primer momento es paz; paz en el sistema nervioso, paz en la mente, paz en el corazón y paz en el espíritu. Solo de esta manera se va a poder conseguir paz en el cuerpo.

El cáncer puede ser el fruto de un conflicto mental. Hay muchas personas que sufren hipocondría; siempre están pensando en negativo ante cualquier síntoma que se manifiesta en cualquier momento. Conocí de cerca el caso de un señor fuerte como un toro. Era un bailarín con una salud de hierro, pero siempre que notaba algún pequeño dolor en alguna parte del cuerpo iba corriendo al hospital. Iba pensando: «Seguro que tengo un cáncer», hasta que finalmente esos mensajes autodestructivos llegaron a codificar sus propias células con esa misma frecuencia o vibración. Dicha frecuencia se transmite con el poder de la palabra o el poder de la mente; además, cuando uno le suma una emoción, en este caso de miedo, se intensifica todavía más, y la manifestación de esa enfermedad en el cuerpo físico tiene lugar antes. Así que el poder de la palabra –pronunciada o no– es sumamente importante; el mismo miedo a padecer cáncer produce precisamente el tumor.

Cuando uno lee o escucha lo que dicen las estadísticas, tiene que tener muchísimo cuidado y no caer en la trampa de pensar que va a ser un número más que las avale. De la misma manera, cuando te dicen: «Según tus genes [o tus antecedentes familiares], tienes este tanto por ciento de probabilidades de padecer cáncer», uno no debe caer en ese pensamiento, sino decirse todo lo contrario: «Yo soy la excepción». Es típico que se me acerquen pacientes o alumnos y me digan:

—Mi abuelo murió de cáncer, mi padre murió del mismo cáncer [y mi hermano, mi primo, mi tío, mi hijo…]; por lo tanto, yo…

Y antes de que puedan continuar, les tapo la boca o me pongo el dedo índice sobre los labios, sellándolos, y termino la frase:

—¡Yo soy la excepción!

Cuando uno se preocupa, lo que está haciendo en realidad es crear lo que no quiere. Por lo tanto, la preocupación no sirve de nada. Si uno quiere tener algo, ¡que se preocupe mucho!, y pronto verá cómo lo crea delante de sus propios ojos.

Elige el amor

¿Qué hacer cuando acabas de recibir un diagnóstico de cáncer?

Lo primero es aceptarlo.

La gran tendencia que tenemos hoy día es la de culpar a los demás; creemos que no tenemos la culpa de nada. Pero la primera reflexión tiene que ser siempre hacia uno mismo, hacia el interior. Cuando asumimos la responsabilidad de que somos la causa de lo que nos ocurre, ya hemos superado la mitad de la prueba. Así pues, lo primero es asumir la responsabilidad de los propios pensamientos, las propias palabras y los propios actos y aprender de lo que nos ocurre. Busca tu causa, tu conflicto, y después da las gracias, perdona, olvida y acepta. Y empieza a crear una nueva versión de ti mismo.

Si sientes que tienes ira en tu cuerpo, en tu mente, en tus pensamientos o en tu corazón, suéltala. Suelta esa ira, suelta esa rabia, perdona a esa persona que te ha hecho daño, olvida esas circunstancias y acepta. Si tienes que perdonarte a ti mismo, hazlo; acéptate y acepta a los demás. No busques culpables.

¿Realmente vale la pena guardar ese resentimiento, hasta el punto de que te lleve a perder la vida? Yo creo que no. Déjalo que pase; haz borrón y cuenta nueva.

El amor es lo opuesto al miedo, y curiosamente el cáncer se basa en el miedo y en la ausencia de amor.

Hay que pensar siempre de forma positiva hacia el propio cuerpo. No importa que acaben de diagnosticarte un cáncer; tú procura amarte, amar hasta la enfermedad. Al fin y al cabo, ese cáncer eres también tú; son tus células. Estas células te están diciendo algo, y lo primero y fundamental es que hay un desequilibrio. Ahora que eres consciente de ello, tendrás que equilibrarte hasta que te encuentres de nuevo en tu centro.

Una persona con cáncer me dirá: «La teoría es muy bonita, pero ponte en mi lugar». Uno empieza a pensar inmediatamente en sus hijos, en todo lo que tiene por delante, en todo lo que tiene pensado hacer, en sus proyectos, en sus sueños todavía no realizados. Y puede deprimirse o desesperarse, o tiene la opción de reaccionar como hice yo en el primer instante en que recibí la noticia, hace unos treinta años:

—Perdón, pero no tengo tiempo para morirme; ¡tengo tanto que hacer!

Acepté el diagnóstico, pero me era inimaginable marcharme de este mundo. Amaba la vida, amaba la idea de marcharme de mi tierra natal a descubrir otros lugares. Gracias al amor y la pasión que sentía por la vida, y gracias a los sueños que tenía por realizar, no me derrumbé con ese diagnóstico, sino que tomé una decisión: «¡Voy a vivir!». Tú también puedes hacerlo, en vez de entrar en la dinámica del miedo: el miedo al diagnóstico, el miedo a sufrir, el miedo a las pruebas y a los resultados, el miedo al tratamiento (cirugía, quimioterapia, radioterapia) y a sus efectos secundarios (el malestar, los vómitos, el cansancio, la alopecia), el miedo a adquirir el aspecto de una persona enferma, el miedo al qué dirán... De repente, el miedo se convierte en tu peor enemigo y alimenta todavía más a tu cáncer. Así que uno debe empezar con una reflexión que lo lleve a amarse.

¡Afirma tu salud!

Atraes lo que temes. Así pues, ¿qué vas a hacer con tu miedo? ¿Te sirve de algo anticipar un resultado? Es mejor que comprendas que tú lo estás creando con tu vibración, con tu actitud, con tu mente, con tus palabras. Una vez que tengas integrado esto en la mente, te corresponde cocrear en positivo.

Recuerda que el universo obvia la palabra *no*; por lo tanto, el mensaje que mandes a tu cuerpo ha de ser positivo y afirmativo. Aunque no veas el resultado de inmediato, ya se está creando. No estés pendiente de los progresos; cuando pones la atención de forma insistente en algo, precisamente lo que estás haciendo es bloquearlo. Afirma sin duda alguna: «Estoy sano, en equilibrio y feliz. ¡Gracias, gracias, gracias!», y sonríe. Ahora bien, si dedicas demasiada atención a todo lo que percibes en el cuerpo, estás invocando una de las leyes universales, la ley de los opuestos, en aras de la cual el universo te regalará lo que NO te gusta y lo que NO quieres hasta que aprendas a amarlo.

Así que respira, pide y olvida. Permite que se cree un vacío, hacia el cual fluirá la manifestación de tu deseo. Si estamos todo el rato pendientes, el resultado no se puede manifestar. Podemos hacer una analogía con un padre que enseñe a nadar a su hijo pequeño. Si agarra al niño muy de cerca, este no aprenderá, porque delega todo el trabajo en su padre. El niño confía en la seguridad que le brinda el padre, de modo que no hará ningún esfuerzo; no tendrá ningún motivo para aprender por sí mismo. Sin embargo, si el padre crea un vacío, un espacio, una distancia entre él y su hijo y lo suelta con desapego, el niño de forma automática cruzará el vacío que lo separa de su padre. Instintivamente, realizará todos los movimientos necesarios para avanzar por sí mismo. Eso sí, el padre tendrá que estar relajado para recibirlo y no transmitirle una vibración de miedo y agitación. Si le transmite miedo a su hijo, le quitará el poder. Con el cáncer ocurre lo mismo; así pues, formula solamente afirmaciones positivas. Nunca digas: «*No* estoy enfermo», y si lo haces, cancela esa frase.

Di: «Estoy sano». Así atraerás lo que estás deseando.

Cancela el pesimismo

No decaigas cuando el resultado de una prueba no salga como pensabas o deseabas que saliese; no reniegues. La ley de los opuestos siempre va paralela a la ley de la atracción, así que acepta y agradece la experiencia y sigue adelante con optimismo. No prestes mayor atención a lo que interpretas como algo negativo: el universo solo expande lo que estás vibrando; tú creas y el universo lo multiplica. Es muy importante tener en cuenta esto. Lo que piensas, lo que hablas, lo que sientes, lo que imaginas, sale como una vibración y el universo lo único que hace con ello es expandirlo.

Recuerdo el caso, hace muchos años, de una odontóloga argentina que tenía cáncer de pulmón. El pronóstico no era nada favorable y me decía que estaba «muerta de miedo». Lo primero que tuvo que hacer, antes que nada, fue borrar esa frase. No se puede decir «estoy muerto de hambre», «muerto de sueño», «muerto de miedo», porque se está transmitiendo esta información a las células.

Esa odontóloga deseaba encontrar una solución para su salud y yo me ofrecí a ayudarla. Lo que más temía era hacerse las pruebas y que el oncólogo pronunciase el resultado. Cada vez que el médico le hablaba de su enfermedad, temía la muerte.

Entonces le propuse una solución fácil: le pedí que me entregase a mí los resultados, en vez de que el médico se los leyese en voz alta. Cuando venía a mi consulta en Barcelona, le pedía que me entregara el sobre, cuyo contenido ella no había leído. Yo lo abría y le decía:

—¡Guau!, vas mejor. Ha habido un cambio muy positivo. Pero me voy a quedar los resultados. Cuando terminemos con todo el proceso, te lo entregaré todo. Solo te pido que tu médico te haga todas las pruebas pertinentes, tus controles, pero que no te ofrezca ningún tipo de valoración verbal, sino que te lo dé todo por escrito.

Y así pasaron las semanas y los meses. En las primeras pruebas no salía, realmente, que estuviese yendo a mejor, pero los resultados empezaron a cambiar con el tiempo. Finalmente, recibió la gran noticia que tanto necesitaba escuchar: que su enfermedad estaba remitiendo. Había llevado a cabo todo un reajuste en su vida; había experimentado todo un proceso. Se había convertido en alumna Zen y había recibido Toques Zen y *Resets*, había modificado la dieta, había efectuado un cambio de hábitos y de pensamientos...

Cuando terminamos con todo el proceso y obtuvo la curación, le entregué las hojas y pudo ver todo aquello que tanto había temido. Le dije:

—Era necesario que no vieses esa información, para que tu mente no creyese que te ibas a morir. ¡Y ha tenido su efecto!

Expresó que estaba muy feliz por no haber leído aquellos datos, y pudo volver a su profesión y gozar de una nueva vida. Pero le dije:

—Si superas un cáncer, como en este caso, tienes que cambiar todo aquello que hacías en el pasado que te condujo hasta esa enfermedad. Si no lo haces, si no pones la voluntad de rectificar los errores del pasado, ese cáncer se cultiva de nuevo y da lugar a recidivas; crea metástasis. Por lo tanto, cambia y sé feliz por hacer ese cambio.

Lo he visto una y otra vez: el paciente resurge de sus cenizas como el ave Fénix, recupera su salud y es feliz, pero con el tiempo empieza a olvidarse de su enfermedad, de todo lo mal que lo había pasado... y regresa a sus viejos hábitos. Y los tumores vuelven a salir; a veces dan el tiempo suficiente para rectificar y retomar las riendas de la propia salud, pero en otras ocasiones la persona siente vergüenza y se deja caer, hasta morir. Ten muy presente que tú tienes el poder, que el poder está dentro de ti. Tienes tal poder que fuiste capaz de crearte esa enfermedad, y puedes hacer que te lleve a la muerte. Y dispones del mismo poder para deshacerte de ella, amorosamente, con aceptación.

Ten paciencia mientras vas aprendiendo a ser una persona con cáncer. Cancela las frases negativas y sustitúyelas por otras de mensaje positivo. Por ejemplo, si te descubres pensando: «Seguro que el TAC va a dar positivo», di: «Cancelar», y a continuación: «Seguro que el TAC va a salir perfecto». ¡Y créetelo! Lo importante es que creas lo que estás diciendo, que lo digas con la total y absoluta convicción de que tienes la razón. Si crees que el TAC va a ofrecer malos resultados, los ofrecerá, y serán peores todavía si le pones pasión a tu convicción; pero si crees que va a salir bien, tienes muchas más posibilidades de que así sea, siempre y cuando no dejes que el pequeño demonio del cuestionamiento entre en tu cabeza y diga: «Sí, pero...». ¡Evítalo, cancélalo! Si existe un ápice de duda, lo verás en el resultado. Celebra cualquier resultado, diciendo: «¡Guau!, soy un excelente cocreador; ¡mira lo que soy capaz de crear! Ahora voy a ir perfeccionándolo, disfrutando de mis oportunidades de aprender de esta experiencia maravillosa». Al fin y al cabo te estarás entrenando en descubrir que eres tan poderoso como un dios, en el sentido de que cocreas tu realidad. Necesitarás ir constatando tu poder, como hacen los grandes expertos, que empiezan manifestando pequeñas realidades y luego se atreven a ir cocreando otras mucho más increíbles, grandes y asombrosas, hasta llegar a manifestar milagros o inventos muy significativos para la humanidad. Empezamos gateando para después caminar, correr, saltar, ¡hasta volar! Si crees que es posible, si eres capaz de imaginártelo, significa que en tu programa existe esa posibilidad. ¡Atrévete a creer en ti!

Recuerda que el cáncer es transitorio; no tiene que ser necesariamente mortal. Piensa siempre: «Mañana estaré mejor». No adoptes el rol de víctima; no hables con pena de tu enfermedad. Muestra optimismo y alegría. El cáncer puede ser el camino que has elegido para conocerte a ti mismo, así que elimina la resistencia que sientes hacia él.

¿Renunciaste a vivir?

Conviene que seas tú mismo, con todas las consecuencias. El ser humano enferma cuando se niega a ser él mismo aquí y ahora, y en lugar de ello le va dando vueltas al pasado.

El apego a las emociones del pasado es una de las causas del cáncer.

Somos obras maestras del universo y todo es posible para nosotros. Cuando una persona ha muerto de cáncer, es porque se ha negado a vivir o simplemente porque era su momento y eligió irse de esa manera. Si no eres feliz, enfermas. Somos muy grandes, muy especiales, lo podemos hacer todo. No debemos preocuparnos del pasado. La vida está pasando ahora, en el presente, y es ahora cuando necesitas ser feliz. Si lloraste hace una semana, hoy no importa; ya pasó. En el presente hay que estar sano y feliz.

Puedes pasarte el resto de la vida quejándote del pasado, pero así no lo cambiarás, porque ya terminó. A nadie le gusta escuchar a una persona quejicosa; sin embargo, a todos les cae bien una persona alegre. Muestra una actitud positiva y alegre ante la vida. Observa cómo te sientas, cómo caminas, cómo miras a los demás... Si sonríes, los otros te sonreirán; si amas la vida, la vida te amará. Dale sentido a tu vida dejando atrás las malas vibraciones, los conflictos; solo importa el ahora. Nunca olvides lo que eres y quién eres. Cuando te amas y te sientes bien contigo mismo, actúas positivamente y generas buenos resultados. Todo va unido; cree en ti. Es muy importante mirar desde el presente hacia delante. Muchas personas han perdido su camino a causa de los conflictos de la vida o porque no son capaces de perdonar sus errores del pasado. ¡Suelta eso!

Donde pones tu atención, ahí va tu energía cocreadora. Si pones la atención en el pasado y dedicas tiempo y esfuerzo a analizarlo, llevas toda tu energía a esos tiempos. Recreas las mismas emociones de antaño. Si esas emociones son de rabia, odio, resentimiento o juicio, ¿qué vibración creas para ti? Obviamente, una vibración baja. Todas tus células reciben esa misma información y toda tu energía desciende. El sistema nervioso reacciona y experimentas tristeza y tensión; ya no vibras en un estado anímico de felicidad.

Se han hecho estudios con espectadores de cine. Les tomaron muestras de sangre tanto antes como después de ver la película, y se constató lo siguiente: a las personas que habían visto una película que evocaba emociones de tristeza o bien de rabia, odio o frustración les bajaron las defensas. En cambio, a aquellos que habían visto películas de amor y de alegría, felicidad y humor les subieron las defensas. Todo lo que habían hecho esas personas era permanecer sentadas en una butaca de cine viendo una pantalla con un montón de puntos de colores durante una hora y media.

De la misma forma, si nos remitimos al pasado, vibraremos constantemente con la energía de esas emociones que sentimos, lo que hará que nuestro futuro tenga más del pasado. Si tus emociones, experiencias y vivencias te han llevado a tener un cáncer, es imprescindible que hagas borrón y cuenta nueva. Si sigues acudiendo al pasado a estudiar todas esas emociones, a captarlas de nuevo, las traerás al presente, y lo que estés vibrando, pensando, imaginando y cocreando en el presente creará tu mañana. Es así como uno va de cabeza hacia una recaída, una recidiva, una metástasis.

Sé reflexivo

Pregúntate por qué y para qué has contraído la enfermedad. Escribe un diario con tus pensamientos. Date permiso para ser un «paciente» y ten paciencia. No corras hacia tu salvación; tan solo observa los cambios y progresos. Escucha a tu cuerpo y atiéndelo con cariño. Habla con otras personas que tengan la misma enfermedad, escúchalas y apórtales un soplo de aire fresco. Puede ser asimismo que esas personas, por su experiencia, te aporten algo muy importante.

Si tu enfermedad, si tu cáncer, persiste en su proceso, eso significa que todavía está sirviendo a un propósito; tienes algo que aprender de ello. Acéptalo como un maestro en tu camino; escucha a tu cuerpo, escucha a tu corazón, a tu mente, tus palabras... ¿Qué rumbo te está indicando la enfermedad? Tu cáncer puede estar uniendo a toda la familia, o tal vez despertándote a ti o a alguien más, o haciendo que hasta tus enemigos se acerquen para tenderte la mano...

Elimina cualquier tipo de resistencia y practica el desapego. El cáncer es una lección preciosa de vida; esta enfermedad va a hacer que reordenes tu lista de prioridades. Cuando te sientas débil y triste, observa cómo hay personas que de repente abren su corazón para atenderte y acéptalo. Una vez aprendida la lección o cumplido el propósito, el cáncer puede que se vaya.

Las enfermedades son un camino que te lleva a vivir el presente, a valorar cada instante, a cambiar tu lista de prioridades, a saber quién te ama realmente y estará a tu lado. El cáncer actualiza tu programa y recoloca todas las piezas en el tablero de ajedrez de tu vida. Asimismo, te muestra lo mejor y lo peor de ti y a la vez lo mejor y lo peor de los demás; no para que los juzgues, sino para que te conozcas a ti mismo a través de ellos.

Un cáncer es un *stop* en tu programa, una toma de conciencia o una invitación a la calma, la autorreflexión y la autoobservación. Empieza a imaginar todo aquello que harás cuando estés libre de él, no como una meta sino para elevar la vibración.

Sé tolerante contigo mismo

Date permiso para tener esos días de bajón; eres humano, con cáncer o sin él. El bajón anímico es algo típicamente humano. No hace falta que dramatices, pero sí te conviene desahogarte. Gruñe cuando haga falta; expresa tus anhelos y llora, grita, protesta... ¡Esto forma parte del proceso! No naciste con un cáncer; ahora lo tienes y estás aprendiendo sobre ti. Tu enfermedad no es más que un nuevo diseño o un nuevo modelo de ti que te permite profundizar más en tu alma.

Busca el confort físico; de esa manera se calmará el sistema nervioso, y por tanto la mente. Si es necesario que tomes algún fármaco para aliviar el dolor, tómatelo; es mejor que te liberes de ese dolor y puedas descansar para que el sistema nervioso se recupere lo antes posible. Recuerda que es imprescindible tenerlo equilibrado para que todo lo que dependa de él se armonice y pueda corregirse el atasco.

¡Inspírate!

Además de desahogarte, te conviene elevarte. Haz cosas que te gusten; cualquier actividad que te haga ilusión es la mejor medicina. Busca elevar tu vibración y como consecuencia de ello la frecuencia de las células cancerosas también cambiará. Canta, baila, ríete, ve películas alegres e inspiradoras, frecuenta a personas alegres, lee, haz algo creativo, pinta, escribe... ¡Quién sabe!, quizá, gracias a tu cáncer, sale el artista que llevabas dentro y que no habías descubierto aún.

Hablé en mi consulta con una pianista a quien le falla uno de los dedos desde hace unos años. Por lo tanto, no puede tocar en público. El dedo no le responde, y los médicos no sabían cuál es el motivo. Le pregunté a la chica qué había estado haciendo antes de llegar a tener ese fallo mecánico. Resultó que odiaba lo que tocaba. Lo tocaba solamente por obligación, porque era su trabajo. Así pues, cada vez que tocaba lo hacía con un sentimiento no correcto. Desde una parte más elevada de ella misma, desde su ser, como no estaba vibrando con lo correcto, le mandaron esa lección, para que reflexionase. Ella ya sabía de dónde le venía. Entonces, ¿qué hay que hacer? Pues tocar lo que quieres, componer, sentir y vibrar lo que deseas realmente expresar. Esa chica tiene que hacer las paces consigo misma, con su mano, volver a darle amor y expresar lo que verdaderamente quiere expresar.

¿Cuántas personas enferman porque están trabajando en lo que no les gusta? Desayunan de mal humor, interactúan de mal humor con la familia, se ponen de mal humor con el tráfico, llegan a la oficina y ahí reina también el mal humor... ¿Cómo puede uno ser feliz así?, ¿cómo puede ser saludable trabajar en ese ambiente? ¿Qué hay que hacer? ¡Cambiar de trabajo, trabajar en lo que a uno le gusta! Aunque puede ser que gane menos dinero, ganará en salud y felicidad. Mucha gente tiene miedo a dar este paso, pero conozco casos de remisión total de la enfermedad por renunciar al trabajo con el que se está a disgusto. Y esto es normal, porque necesitamos paz, en la mente, en el espíritu y en el sistema nervioso, para que todos los sistemas que dependen de este último puedan funcionar de una forma armoniosa, con el fin de dar apoyo al sistema inmunológico para que no bajen las defensas.

Ten actitudes espirituales

VIVE EL PRESENTE. Observa más y pon más atención a todo; incluso al dolor. Anclado en el presente tienes una perspectiva más amplia; no estás limitado por la visión de túnel. Si tienes momentos de crisis de dolor, vive ese dolor, con la actitud del surfista que está cabalgando la ola y sabe que tarde o temprano se romperá. Si eres mujer y estás sufriendo dolor, recuerda el dolor del parto. No lo viviste con pena, con sufrimiento, porque sabías que tarde o temprano llegaría a estar en tus brazos ese bebé tan querido y deseado; sabías que todo terminaría con una enorme alegría. Así pues, sencillamente vive la experiencia, atendiendo al cuerpo lo mejor que puedas. Si te interesa, en la enseñanza Zen ofrecemos la herramienta de la respiración consciente para facilitar el anclaje en el presente.

EJERCE LA GRATITUD. Acuéstate cada noche dando las gracias por haber vivido un día más y levántate igualmente agradeciendo seguir vivo ese día. La gratitud es una vibración muy elevada, y lo que agradeces y deseas para los demás te viene de vuelta. Por eso, celebra los progresos de los demás y luego observa los tuyos.

SÉ VALIENTE. Los pacientes de cáncer más valientes que he visto son los niños. Ellos nos dan una lección de entereza, de total aceptación. No cuestionan por qué les ha sobrevenido la enfermedad. Cuando vienen a mi consulta, me piden si les puedo hacer un *Reset* a sus padres, no a ellos. Estamos hablando de niños de cuatro, cinco o seis años. Estos niños han aceptado vivir esa experiencia como un karma para sus padres; están haciendo de maestros para ellos, que son quienes sufren más.

Estas son otras cosas que puedes hacer por ti: reza, medita, haz prácticas espirituales. Aquellas que resuenen contigo elevarán tu frecuencia.

Y algo fundamental: cree en ti, o en tu médico o terapeuta, o en tu guía espiritual, pero *cree*. Y ejerce el amor incondicional. Dedico los dos próximos apartados a estos dos puntos tan importantes.

El poder de la creencia

Yo hablo del Zen a menudo, porque es potente, es lo que practico y lo que puedo ofrecerte, y además es gratis. Ahora bien, si tienes preferencia por una religión, una doctrina o una práctica que te permita mantener la frecuencia del amor incondicional, que te permita tener paz en tu mente, en tus emociones y en tus actos, eso es perfecto para ti.

Confía en que si la curación está en tu camino la obtendrás, sea por el Zen, o por un cuento chino, o por sentarte bajo un pino seis horas cada día, o por tomarte una hierba... ¡Tu creencia es poderosa!

Si crees en ti, es suficiente. Si no crees en ti y crees en mí (pero realmente), es suficiente. Si no crees en mí pero crees en una píldora mágica, es suficiente. Si realmente crees en la quimioterapia, es suficiente. ¡Al fin y al cabo puede ser tu creencia lo que te cure!

Orienta siempre tu búsqueda hacia dentro, hacia lo que sientes. No hacia lo que te vendan, ni hacia lo que leas. Guíate por el corazón. Hay mucha variedad ahí fuera, mucho negocio y también engaño porque estamos aún en la dualidad. Así que te corresponde a ti escucharte y discernir. Házlo fácil. Simplifica tu experiencia; ríndete a tu Ser. En mi caso, cuando me levanto, pido que ese día llegue a mí lo que sea mejor para mi evolución. Así de fácil. A partir de ahí, hay que estar abierto de mente y abrir los ojos a las señales, a las «casualidades» que son «causalidades». Y hacerles caso. Estas señales te las pones tú mismo delante con el fin de seguir por tu camino evolutivo.

El amor incondicional

Ejerce la actitud espiritual por excelencia: el amor incondicional. En Oriente, cuando le sobreviene una enfermedad a alguien y no quiere pasar por el protocolo médico, esa persona equilibra sus cuentas kármicas con actos de caridad, amor, trabajo humanitario, entrega... Hace algo que le reste deudas kármicas pendientes y le permita ganar «créditos». Asegúrate tú también de no tener nada pendiente en tu «cuenta», como abortos y similares (ver el capítulo 5); rectifica y «ajusta cuentas» en esta vida, y quítate así un gran peso de encima. Si tienes promesas pendientes que no puedas cumplir, haz limpieza (por ejemplo, saca del armario la ropa que ya no usas, o algo de tus ahorros, y haz entrega de ello con amor, como acto de caridad, sin ningún apego al resultado y sin esperar nada a cambio). Tienes que hacerlo desde el amor incondicional; no para que se te cure el cáncer. También puedes entregar tu tiempo, tu cariño...; sirve tanto lo material como lo no material. Además, hacer obras humanitarias o ayudar a los demás nos hace sentir muy bien.

De hecho, el cáncer activa el amor incondicional de manera natural. ¿Cuánto unifica a una familia un cáncer? ¿Cómo se ve la realidad en una familia cuando uno de sus miembros tiene cáncer? ¿Cuánto amor incondicional provoca?

¿Cuánto te olvidas de ti mismo cuando un familiar contrae esa enfermedad? ¿Cómo cambian tus prioridades? ¿Con qué rapidez pasa a un segundo término la importancia de pagar la hipoteca?

Sí, un cáncer hace que nos demos cuenta de lo que realmente importa. Cuando el médico le comunica a una persona que está desahuciada, ¿qué es lo que le importa, en ese último mes o últimas semanas que le quedan de vida? ¡Está más viva que nunca durante ese tiempo! Porque lo único que le importa es disfrutar y empaparse a cada segundo del amor.

Tengas o no cáncer, empieza por abrazarte a ti mismo, por sentirte vivo y por expresar lo que llevas dentro con el más puro sentimiento.

Despertar por el amor

Cuando no queda nada que hacer, los médicos invitan a la persona a participar en experimentos. Y yo te pregunto: ¿por qué no experimentas por tu cuenta?, contigo mismo, con tus hábitos, haciendo cambios en tu vida. Olvídate de las sustancias químicas, que le sientan muy mal a tu cuerpo. ¿Y si produces tus propias sustancias químicas favorecedoras de forma natural, a través de un sistema nervioso en armonía?

El cáncer no es necesario para despertar. Hay otras maneras: ¿y si piensas diferente? ¿Y si perdonas a esa persona por esa experiencia dolorosa que viviste con ella? ¿Y si te perdonas por lo que hiciste cuando eras más joven? Puedes soplar sobre todas las experiencias de dolor acumuladas y hacer así que se desvanezcan. En cualquier caso, cuando un cáncer está ahí, hay algo en tu vida (en tu comportamiento, en tus pensamientos, en tus sentimientos, en tu actitud) que tienes que cambiar para incrementar tu frecuencia. Puedes recibir un Toque Zen, o un *Reset*, o asistir a un Curso Zen, o puedes bailar en un campo de flores... Haz lo que sea que te permita abandonar tu personaje actual, con todo su *software*. ¡Rompe el molde de la personalidad! ¡Desmelénate, abandónate a la experiencia, acéptate! Y en algún momento de ese cambio de conciencia, de vibración, experimentarás una apertura de corazón, y entonces sabrás que no eres solamente el personaje actual, sino también ochocientos millones de versiones anteriores de tu personaje actual, que forman un *pack* multidimensional. ¿Con cuál quieres conectar en este momento? ¿Qué versión quieres expresar en esta vida? Como dice Neale Donald Walsch: «Sé hoy la versión más elevada de quien eres tú realmente».

Este es el gran poder del ser humano que necesitamos recuperar: creer en nosotros mismos y saber que somos increíblemente grandes y poderosos... y ligeramente amnésicos e ignorantes. Solo tenemos que retirar ese velo de ignorancia para ver que no nos hace falta sufrir para despertar. Tampoco tenemos que luchar para ser alguien o algo; nos basta con vivir, y disfrutar, y compartir, y ser felices, y multiplicarnos, y vibrar en el amor incondicional.

Y cuando al final tengamos que morir, también es algo precioso; cambiamos de traje. Morir es hermoso... si lo hacemos conscientemente. Si no, ¿adónde vamos? Nos quedamos, como almas desencarnadas, en casa con la familia, perturbando la vibración del hogar, enfermando a nuestros seres queridos para que padezcan lo mismo; lo hacemos inconscientemente, por apego a lo conocido, a lo sentimental, a lo material (ver el capítulo 5). Así pues, vive desapegado, dando rienda suelta y libertad a tus seres queridos.

Tú y los demás

Una persona, aunque tenga cáncer, es una persona: con su vida, su historia, sus emociones, sus miedos, una gran necesidad de amor y de ser aceptada, y de contar con esa mano, ese hombro, esa ayuda, y de compartir lo que siente, y sus frustraciones. Conviene que tenga permiso para llorar, para patalear.

Si eres tú la persona con cáncer, pide ayuda cuando la necesites; no intentes hacerlo todo solo. Cuando necesites un abrazo, pídelo también. Deja que los demás te mimen y colaboren contigo; se sentirán felices de atenderte. No pretendas ser un *superman* o una *superwoman*, alguien que puede con todo. El cáncer enseña humildad.

Es importante que te rodees de gente que te comprenda y que apoye tus decisiones. Ten cuidado con las personas que puedan intoxicar tu mente y tu vibración: personas negativas, perdidas, dormidas, deprimidas, que solo agraven tu estado de ánimo. Apártate o aléjate de ellas; date tu espacio, aprende a decir: «No me apetece», «No es el momento».

No esperes que los demás sepan actuar frente a tu enfermedad ni frente a la noticia de tu diagnóstico. Di las cosas claras; comunica tus necesidades inmediatas y tus deseos. No esperes que los demás sean clarividentes. Así pues, ábrete, sé claro y actúa con naturalidad, sin dramatizar. Si actúas así, todos —o casi todos— estarán contigo, en la misma sintonía. No hace falta que des informes verbales a todo el mundo; cuanta menos información des, menos preguntarán. Solo di que todo está bien, o que está siguiendo su proceso.

Ahora, un tema delicado: ¿tus seres queridos insisten en que te sometas a quimioterapia pero tú no lo ves claro?

La decisión es tuya, pero requiere de tu *fe*. La fe mueve montañas. Si crees que la quimioterapia, la radioterapia o las vitaminas te hacen bien, así será, pero si crees que son perjudiciales para tu salud, será así también. A los pacientes que pasan por la quimioterapia, lo cual implica que están unas horas recibiendo un líquido en vena, les digo que mientras va entrando ese líquido en su organismo visualicen y sientan que se está introduciendo luz en su cuerpo, o un líquido lleno de energía positiva. ¡No les conviene pensar que están entrando sustancias tóxicas por sus venas! La conciencia crea, al igual que la creencia, así que si estás en estas circunstancias, súmale pasión.

Si es el caso, la quimioterapia pondrá paz en la mente de tu médico y de tu familia, aunque tú la estés experimentando en tus venas. Es importante que haya armonía en tu entorno, evitar los conflictos. Hay quienes eligen la vía natural y prescinden de la quimioterapia, pero la familia a menudo se rebela. ¿Cómo puede uno estar en paz si no lo apoyan en su decisión? Salvo que se tenga una fuerte convicción y se pueda estar por encima de las opiniones de los demás, es conveniente evitar el conflicto. Si no eres capaz de soportar la presión del entorno, es mejor que sigas el protocolo médico y que busques una ayuda «complementaria» espiritual. Y entrégate a la experiencia; acéptala.

Creo que esto es importante, porque desde el principio del libro dije que lo que necesitas es paz. Puedes tener muy claro que quieres seguir el camino de la medicina alternativa o complementaria, pero si eso te crea un conflicto porque tus seres queridos tienen miedo de que el hecho de no seguir el protocolo médico va a ser perjudicial para ti, te van a transmitir mucho miedo. Te bombardearán con sus opiniones, te restarán paz, y esto no es bueno para ti. Por eso es tan importante que todos en tu entorno tengan también esa paz. Ahora bien, igualmente te digo: pasa por alto a los demás si eres tan fuerte que te ves capaz de asumir con todas las consecuencias la decisión de optar por una vía no convencional, si sabes que no te va a afectar lo que te digan y no te va a molestar la presión que ejerzan sobre ti. En este caso, ¡adelante!; tienes el éxito garantizado. Una vez más: tú tienes el poder dentro de ti.

Para concluir...

Quiero acabar este capítulo con unas palabras que no son mías, sino de una doctora, Ana Caminero. Como verás, están en perfecta consonancia con el espíritu de este capítulo. Ahí van:

La diferencia entre el cáncer y morir de repente es que, a pesar del sufrimiento, tienes aún tiempo de rectificar. Esto se aplica al paciente y también a la familia y amigos. Es un momento de cambio sobre el que tienes que reflexionar cuidadosamente y hacer todo aquello que te queda por hacer, decir todo lo que aún no has dicho y siempre quisiste decir, perdonar todo el daño que hayas hecho o te hayan hecho y cerrar el capítulo más importante de tu vida con un buen final. Incluso puedes escribir tu propio epílogo.

En el cáncer, como en todo en la vida, se produce un equilibrio de emociones y sentimientos: si son tus momentos de más sufrimiento, también lo serán de más felicidad.

En ocasiones, la demostración de mayor amor hacia tu ser querido es «dejarlo ir». Por eso me cuestiono si lo quiero lo suficiente, ya que yo solo sueño y pido tener un día más con él.

Si tienes un familiar muy querido con cáncer, ¿cómo sabes que lo estás haciendo bien? Un buen indicador, aunque seguro que hay muchos más, es cuando te dice, en medio de todo el sufrimiento: «Quiero vivir un día más para estar a tu lado, ver tu sonrisa y sentir tus abrazos y caricias».

Todos deberíamos vivir como si cada día fuera el último de nuestra vida, y además sin dramatismo, sin pesar, sin miedo y con serenidad. Si realmente supieras que es el último día de tu vida, ¿no les dirías a todos tus seres queridos cuánto los amas?, ¿no evitarías enfrentamientos absurdos con tus compañeros de trabajo?, ¿no comerías tu comida favorita?, ¿no tratarías de estar en paz contigo mismo y con tu entorno?, ¿no harías hoy todo lo que en otras circunstancias dejarías para mañana?, ¿no pedirías perdón por el daño hecho?, ¿no te pondrías tu mejor traje y tu colonia favorita?, ¿no irías a ver aquello que más te gusta del mundo? Pues hazlo cada día, porque cada momento es único y nunca se repetirá.

DOCTORA ANA CAMINERO

Capítulo 2

LA DIETA: ERES LO QUE DIGIERES

23 puntos que debes tener en cuenta

Pautas generales

Sí, eres lo que digieres. Pero no caigamos en el error del fanatismo.

Voy dar unas pautas que debes tener en cuenta si estás pasando por un proceso de cáncer.

1. **No hagas una dieta para no tener cáncer.** Si tienes esta intención, la ley de los opuestos te traerá precisamente lo que estás intentando evitar.

2. **No te consideres un «enfermo»,** ni en palabra ni en pensamiento. Solamente estás limpiando el cuerpo y optimizando su funcionamiento. Acepta el proceso como algo natural y necesario.

3. Vigila lo que entra por tu boca, pero también lo que sale de ella. Me refiero al poder de la palabra. Es muy conocida la frase «no es lo que entra por su boca lo que contamina al hombre, sino lo que sale de ella». Pues bien, mejor atendamos a ambas cosas. Te recomiendo que sigas la filosofía de creer en ti y cuidar tu templo (tu cuerpo) con amor y respeto; atiéndelo y cuídalo de la misma forma que haces con tu coche.

4. No existen panaceas. No te dejes llevar por los «remedios milagrosos comerciales». El cáncer es una enfermedad provocada por múltiples factores, pero ten fe en las repercusiones de llevar una vida sana y proporcionarle a tu cuerpo un mantenimiento óptimo: debes depurar tus filtros, así como hay que cambiar los filtros de una máquina o un coche.

5. Come para disfrutar del placer de respetar tu templo. Debes estar en paz con los alimentos que ingieres. Si comes a disgusto, esa vibración se transmitirá a todo lo que comes. Que tu alimento sea tu medicina.

6. Tómate tu tiempo para preparar los platos a conciencia. Es así como se transmite una vibración de amor en cada paso. Conviene seleccionar los alimentos, lavarlos, cortarlos, cocinarlos, servirlos y comerlos conscientemente.

7. Digerir, evacuar, asimilar y desintoxicar correctamente son la clave de una alimentación sana. Por ello, los demás puntos que se van a desarrollar tienen relación con estos procesos.

8. **Conviene que la digestión sea tan ligera como sea posible** —ya que al organismo de la persona con cáncer le conviene ahorrar energía— con el fin de digerir de forma armoniosa y óptima, asimilar los nutrientes (se debe estar bien nutrido, lo que significa que los nutrientes deben ser bien aprovechados por todos los sistemas corporales, incluidos el sistema nervioso y el inmunológico) y permitir una óptima eliminación de los desechos. Esto último hará que el sistema inmunológico sea objeto de una menor carga, lo que facilitará que lleve a cabo su función de deshacerse de un tumor, de una metástasis o de los efectos adversos de la medicación del protocolo convencional. La correcta aplicación de las pautas que te estoy dando debe permitir una digestión ligera.

9. **No comas con prisas.** Celebra el acto de comer como si se tratase de una ceremonia. Así, tu aparato digestivo tendrá el tiempo necesario para preparar las enzimas digestivas. Un carbohidrato (pan, pasta, arroz, patatas, cereales) mal digerido producirá gas por fermentación en el intestino delgado. Una proteína mal digerida (carne, huevos, queso, pescado, frutos secos, setas, champiñones) producirá putrefacción intestinal (literalmente, la proteína se pudre, y a consecuencia de ello deja muchos subproductos tóxicos). Puedes encontrar más detalles al respecto en mi libro *Alimentación consciente*. En el caso del cáncer, la idea es reducir o eliminar la toxicidad del cuerpo y optimizar las defensas todo lo que se pueda, empezando por lo más básico y elemental: la digestión.

10. **Aprende a escuchar a tu cuerpo.** Pon atención al proceso digestivo y a las evacuaciones. Observa todo lo que sale de tu cuerpo; examina la forma, textura, consistencia, color y olor de las heces. Esta es una práctica inteligente; las madres lo hacen con sus bebés cada vez que les cambian el pañal, porque conocen la importancia de observar y evaluar las heces de su hijo —esto les permite saber cómo ha hecho la digestión y si algo le ha sentado mal.

11. **Si vas a tomar tés o infusiones, no los prepares con agua del grifo,** a causa de su contenido en cloro, flúor y metales pesados (como el plomo); es mucho mejor que emplees agua de baja mineralización o destilada en casa, por medio de un destilador. (No utilices el agua que se vende para poner en la plancha o en la batería de los coches; esa no es agua destilada, aunque lo ponga en la botella, sino agua desionizada, y es tóxica para el consumo humano).

12. **Es imprescindible que la dieta sea baja en sal (sodio).** El cáncer prolifera en un medio alto en sodio; por lo tanto, lleva una dieta hiposódica.

13. **Elimina, o al menos reduce, el consumo de los azúcares refinados e industriales y otras sustancias dulces, aunque sean naturales.** Se puede utilizar un poco de miel cruda, natural, en vez de los azúcares industriales. La finalidad es evitar un elevado índice glucémico; los cánceres avanzan más rápido cuando hay una presencia de azúcares fácilmente disponibles. Si quieres consumir miel cruda, toma como máximo dos cucharadas de postre al día: su aporte enzimático te va a ser de gran ayuda si quieres endulzar yogures o infusiones, y te permitirá evitar el uso de edulcorantes artificiales como la sacarina, el aspartamo y el sorbitol. Otras alternativas pueden ser la estevia en polvo, en hojas o en gotas (debes asegurarte de su calidad y procedencia), el ágave o el xilitol.

14. **Controla tu peso.** Un exceso de grasa puede retrasar el proceso. Las mujeres deben evitar acumular grasa en la zona abdominal, sobre todo en el caso de cánceres hormonodependientes. Las hormonas son liposolubles; por lo tanto, se almacenan en las grasas. En el caso del cáncer de mama, una mujer con un exceso de grasa abdominal estará facilitando el crecimiento del tumor, pues le estará proporcionando alimento.

Dietas y combinaciones de alimentos

15. **Sigue la dieta disociada** en caso de sobrepeso, ya que te ayudará a normalizar el peso con mayor facilidad. La dieta disociada se basa en la correcta combinación de los alimentos, y hablo de ella en mi libro *Alimentación consciente*. En el caso de las personas con cáncer, este tipo de dieta conllevará un ahorro energético importante. Y el cuerpo invertirá la energía extra de la que dispondrá en el sistema inmunológico, con el fin de que este trabaje en deshacerse del tumor. Así, la persona afectada disfrutará de mayores niveles de energía, y por tanto de un mejor estado de ánimo y de buen humor. Cuando la digestión se hace de forma laboriosa, hacen acto de presencia el sueño y la fatiga; cuando se hace de manera eficiente, se goza de claridad mental y de una vitalidad óptima.

16. **Combina de forma adecuada los alimentos.** Esto permite una mejor digestión, una correcta asimilación, una adecuada evacuación intestinal y una desintoxicación continuada. De este modo se alcaliniza el organismo y se evitan la inflamación, el dolor y las enfermedades degenerativas. Aprende las reglas básicas y observa cómo cambia tu cuerpo gracias a algunas pequeñas modificaciones. En mi libro *Alimentación consciente* podrás encontrar una nueva forma de alimentarte sin necesidad de «llamar la atención»; en *Menús conscientes* simplifico aún más el tema, pues en él aporto los menús ya elaborados con las reglas ya aplicadas. Ambos libros son muy sencillos, prácticos y didácticos, y te pueden cambiar la vida. En ambos se ofrecen más detalles de la correcta combinación de los alimentos, que reproduzco a continuación.

No se deben combinar jamás:

- *Almidones y féculas con ácidos.* Los ácidos inhiben la secreción de la enzima ptialina. Como resultado, la digestión de los almidones se ve alterada e incompleta y ocasiona fermentaciones anormales en el duodeno. Por ese motivo no se debe usar vinagre ni limón como aliño cuando en un menú se incluye un almidón o fécula (pan, patatas, arroz, garbanzos, etc.). Tampoco se deben unir en una misma comida las frutas muy ácidas con el plátano.
- *Proteínas fuertes con almidones fuertes.* Las proteínas se digieren en un medio ácido en el estómago, mientras que los almidones y las féculas precisan un medio alcalino para su digestión. Inmediatamente después de ingerir una proteína se segregan los ácidos gástricos necesarios para la activación de la enzima pepsina, lo que ocasiona la paralización de la digestión de los almidones. Esto significa que no son compatibles en una misma comida

la carne y las patatas, el pescado y el arroz o el huevo y las patatas —como en la tortilla de patatas, por ejemplo.

- *Frutas dulces y azúcares con proteínas.* Las frutas dulces son de muy fácil y rápida digestión y por lo tanto no permanecen en el estómago ni siquiera treinta minutos. La digestión de las proteínas, por el contrario, requiere varias horas. Como consecuencia, si se comen juntas, los azúcares quedarán retenidos en un medio húmedo y caliente, lo que dará como resultado una fermentación anormal. El yogur y el requesón se consideran una excepción, por estar predigeridos.

- *Azúcares con grasas.* Las frutas muy dulces y la fruta desecada se digieren muy rápidamente, mientras que los alimentos ricos en grasas tienen un proceso de digestión muy lento. El resultado es el mismo que en el caso anterior.

- *Frutas muy dulces con otras muy ácidas.* Por ejemplo, el plátano, la uva y el melón no combinan bien con el kiwi, el limón y la piña, aunque sí se puede tomar un zumo de fruta ácida media hora antes de comer frutas dulces. En general las frutas ácidas van mejor por la mañana y las dulces a mediodía y para la cena.

- *Verduras saladas y amargas con frutas muy dulces.* El ajo, la cebolla, el rábano, el apio, el perejil, etc., tienen distinto tiempo de digestión que las frutas muy dulces, por lo que consumirlos juntos conduce a una fermentación. Sin embargo, las frutas muy ácidas o poco azucaradas, como el kiwi, el limón, el pomelo y la piña, sí combinan bien con las hortalizas y las ensaladas. Por ejemplo, se puede combinar kiwi, piña o limón en una ensalada, siempre que no haya ningún almidón en el mismo menú.

- *Aguacates con fruta dulce y azúcares.* El aguacate combina bien con ensaladas, fruta ácida y almidones, pero mal con fruta dulce y azúcares. Los aguacates constituyen una de las mejores fuentes de grasa y proteína, pero son un alimento fuerte, por lo que no se debe abusar de ellos ni combinarlos con frutos secos, semillas y otras proteínas fuertes.

- *Tomates con frutas muy dulces o muy ácidas.* Aunque habitualmente se consideran una fruta ácida, los tomates que se cultivan en España apenas tienen acidez, especialmente si se comen bien maduros, por lo que soy partidaria, considerando su gran riqueza enzimática, de consumirlos con almidones y proteínas, pero nunca con frutas muy dulces ni muy ácidas. El tomate bien maduro no debe faltar en ninguna ensalada por su gran valor alcalinizante. Los verdes hay que dejarlos madurar hasta que estén rojos, debido a su alto contenido en tomatina, una sustancia tóxica.

- *Dos féculas o almidones distintos en la misma comida.* Esta es una de las peores combinaciones y, a pesar de ello, de las más practicadas. Por ejemplo, arroz con lentejas, potaje de lentejas y patatas, pan para «mojar» en un plato con patatas, arroz, legumbres, etc., o un bocadillo de tortilla de patatas.

- *Dos proteínas de distinta naturaleza.* La putrefacción que ocasiona la mala digestión de las proteínas es una de las fuentes de mayor toxemia. Debemos evitarla a toda costa. La combinación de dos proteínas muy similares puede considerarse aceptable, como por ejemplo salsa de yogur dentro de un menú en el que también se incluya algo de queso.

ALGUNOS EJEMPLOS DE MALA COMBINACIÓN DE ALIMENTOS	ALGUNOS EJEMPLOS DE BUENA COMBINACIÓN DE ALIMENTOS
• Pan y patatas • Pan y arroz • Pan y garbanzos • Kiwi y plátano • Tomate y limón • Lentejas y arroz • Lentejas y patatas • Huevos y patatas • Plátano y limón • Jamón y melón • Carne y patatas • Pescado y arroz • Higos y nueces • Vinagre o limón en la ensalada con pasta, arroz o patatas • Leche y pan • Dátiles y almendras	• Pan o pasta con aguacate • Fruta de cualquier tipo (uvas, peras, plátano, etc.) con yogur o requesón • Patatas con verduras • Huevos con pan dextrinado • Pescado con limón • Carne con piña natural o papaya fresca • Ensaladilla rusa pero sin atún • Fruta con pan dextrinado • Fruta no ácida con copos de avena • Ensalada de hortalizas frescas SIN vinagre, con arroz (almidón) • Ensalada de hortalizas frescas CON vinagre, con setas (proteína) • Uvas con castañas • Fresas con miel y nata montada • Yogur con muesli • Quinoa con verduras salteadas

17. Consume alimentos de polo positivo. Una persona con cáncer, o con una enfermedad degenerativa o inflamatoria, tiene un exceso de polo negativo. El polo negativo es expansión. Por lo tanto, los alimentos negativos son alimentos que causan expansión. Si queremos que esa persona sane, tenemos que cambiar su polo negativo a positivo —que es contracción, comprimir—, es decir, aportar alimentos de polo positivo para encontrar el equilibrio en su cuerpo.

En Japón, cuando lanzaron la bomba nuclear sobre Hiroshima, en esa ciudad había dos hospitales: uno religioso, de curas católicos, y uno del estado. El primero era un hospital humilde con pocos recursos económicos. Allí la comida era muy sencilla y tradicional. Tenían conocimiento del yin y el yang, de los polos positivo y negativo, y entendían que para sanar los cuerpos era conveniente aportar polo positivo. Alimentaban a sus pacientes —de escasos recursos— con arroz integral o arroz rojo —que es el máximo de polo positivo— y gomasio, es decir, sésamo tostado y molido con sal —si lo vas a tomar, que sea preferiblemente sal del Himalaya, tostada, poca cantidad y mezclada con el sésamo—. ¿Cómo lo comían? Normalmente servían en un cuenco una pequeña porción de arroz y al lado gomasio. Como hacemos aquí cuando mojamos el pan en aceite, allí lo comían con los dedos, comprendían la vibración y la intención con conciencia del alimento-medicina. Tomaban el arroz con las manos, aplastaban los granos, le transmitían su vibración y luego apretaban esa cantidad de arroz en el gomasio. Se lo ponían en la boca y lo convertían en leche, lo licuaban, lo ensalivaban y finalmente lo tragaban.

¿Qué ocurrió con esos pacientes? Sus cuerpos se concentraron, sus tumores disminuyeron, la inflamación desapareció, todo iba hacia el centro, hacia el equilibrio. Sin hinchazón y sin expansión. En cambio, el hospital del estado, que disponía de más recursos, servía una dieta muy variada.

Una bomba nuclear, ¿qué es, polo positivo o negativo, expansión o contracción? Es expansión; por lo tanto, un exceso de polo negativo. Un cuerpo preparado y concentrado en el polo positivo compensa y equilibra el efecto de la excesiva expansión de la bomba de Hiroshima.

Todos los del hospital católico sobrevivieron al efecto de la radiación. El cuerpo concentrado en el polo positivo les salvó la vida. Por el contrario, en el otro hospital no todos sobrevivieron, y los que lo hicieron tuvieron graves efectos secundarios por el efecto de la radiación. Curioso..., pensaron que fue un milagro de los católicos.

Años más tarde, un grupo de investigadores estudiaron el caso, hicieron un seguimiento de esos pacientes y descubrieron sus hábitos. Comprobaron el efecto real que tuvo la alimentación sobre su salvación.

Imagina ahora un paciente de cáncer que está recibiendo radioterapia. La radioterapia es polo negativo, expansión. De hecho, en general produce cáncer si no tomas las medidas para aportarle polo positivo a tu cuerpo. Los pacientes que han optado por una alimentación consciente conocen los efectos adversos de la química y de la radiación que reciben, y saben compensarlos. Yo siempre les digo: «Tú sigue tu protocolo médico, y yo te ayudo a que no te haga daño, o al menos a que no te haga tanto daño».

Nunca debemos pensar que lo que sucedió en Japón no puede ocurrir aquí. Hay bastantes plantas nucleares en España. Como hemos sido testigos de las consecuencias, debemos ser conscientes de ello. Hemos de dar las gracias de que no haya ocurrido aquí, pero también hacer todo lo posible para ayudar a los demás. Ser conscientes como humanos y agradecer que no hayamos vivido esa experiencia, ayudando a otros.

Puedes adoptar lo que se denomina la dieta del arroz, de polo positivo completo, para desintoxicar el organismo, para facilitar ese equilibrio en el cuerpo. Sobre todo si sufres hinchazón, retención de líquidos, inflamación... enfermedad. Una persona con tendencia a la depresión tendrá también exceso de polo negativo.

Monodieta del ARROZ ROJO

Para una depuración amplia del organismo, lo ideal es tomar la monodieta del arroz rojo tres días seguidos como mínimo —y hasta veintiún días en casos de cáncer, fuera del protocolo de quimioterapia—. Las reacciones de nuestro organismo pueden ser múltiples, pero ninguna debe considerarse negativa. Se deben utilizar productos ecológicos en todos los ingredientes, y optar preferentemente por el arroz rojo integral, aunque también se puede emplear arroz redondo integral o basmati integral.

Hay dos maneras de comer el arroz, ambas con las mismas cantidades. Una de ellas consiste en hacer cuatro comidas durante el día, es decir, desayuno, comida, merienda y cena, masticando como mínimo ochenta veces, hasta que el arroz se convierta en líquido en la boca. La otra es hacer bolas, que se consumen cuando se siente hambre desde el desayuno hasta la cena, masticando igual que en la forma anterior, un mínimo de ochenta veces, hasta acabar con el arroz de ese día. Las bolas serán de un tamaño aproximado a una pelota de ping-pong.

En el caso de optar por la primera forma de comer el arroz, se agrega gomasio (sésamo tostado en la sartén y sal marina), mientras que si optas por las bolas, se rebozan en el gomasio una vez hechas. Durante el tiempo que hacemos esta dieta solo se puede beber agua hervida, y únicamente si tenemos sed, sin excedernos.

Las cantidades necesarias por día son:

- Doscientos cincuenta gramos de arroz.
- Gomasio.
- Agua hervida.

El tiempo de cocción del arroz (ya sea rojo, redondo integral o basmati) es de veinte a cuarenta minutos, en una proporción de dos medidas de agua por una de arroz.

Nota: no se agrega aceite ni ningún otro ingrediente en la preparación mientras hacemos esta dieta; de lo contrario no obtendremos los resultados deseados. El gomasio tiene que ser sin algas.

Para preparar el gomasio se necesitan:

- Doscientos cincuenta gramos de sésamo crudo y una pizca de sal marina sin refinar.
- Se tuestan las semillas de sésamo a fuego lento, y no demasiado. Una vez tostadas, se dejan enfriar y de forma manual se muelen en un mortero, hasta que quede una

especie de arena gruesa. Se le añade sal y se envasa en un tarro de cristal. Ya está listo para usarse.

La eliminación de las toxinas

18. **Elimina las toxinas de tu organismo.** Una elevada toxemia incrementa el riesgo de padecer cáncer. Lo primero es deshacerse de las toxinas de forma controlada a través de los principales filtros del aparato excretor: el hígado, los riñones y el colon. Al ser movilizados, los residuos tóxicos empezarán a circular por todo el cuerpo, hasta acabar por ser eliminados. Durante el proceso de desintoxicación, el sudor y el aliento nos permitirán saber que están produciéndose cambios: ambos presentarán un olor más intenso. También hay que estar atentos a las heces, la orina, los gases, la hinchazón del vientre, el dolor de cabeza y el cansancio para evaluar los progresos; hay que entender que todo ello forma parte de la desintoxicación. Se tratará de síntomas transitorios, y algunos de ellos se pueden aliviar tomando ciertas infusiones. Por ejemplo, las infusiones de jengibre, anís e hinojo van muy bien para los gases, y la menta y la hierbabuena son muy apropiadas para este tipo de dolor de cabeza. ¡Atención!, debes acudir a tu profesional de la salud si no observas una mejoría o si sospechas que requieres una atención personalizada cuando los síntomas no remiten.

19. **Atiende a los filtros para que no se atasquen.** Gracias a ello, las toxinas se eliminarán de forma eficiente:

A. El **hígado** debe funcionar correctamente para poder facilitar la digestión de las grasas y la eliminación de las toxinas; es el órgano por excelencia de la desintoxicación general. Podríamos decir «hígado sano, cuerpo sano»; en cambio, si el hígado es graso o no trabaja lo suficiente, impedirá que se lleve a cabo la limpieza necesaria.

Durante el proceso del cáncer es aconsejable ensuciar lo mínimo posible el cuerpo. Lo mejor es llevar una dieta lo más vegetariana posible; por lo tanto, conviene limitar al máximo la carne, sobre todo la carne procesada. El consumo de carne y pescado debería limitarse a una sola vez por semana; y si es posible conviene dar prioridad al pescado sobre la carne.

Conviene evitar el consumo de grasas saturadas, que se encuentran en las carnes de cerdo o ternera. Los embutidos deberán olvidarse por completo, no solo por las grasas sino también por los aditivos dañinos que contienen, como los nitratos y nitritos y los colorantes artificiales. Si comes carne, es preferible que sea no más de un día por semana, para evitar la acumulación de toxinas. La digestión de la carne suele ser difícil y deja bastantes residuos. La carne mal digerida produce putrefacción intestinal, lo cual es detectable en la evacuación: se produce un olor muy ofensivo; huele literalmente a podrido. Procura combinar la carne correctamente con una ensalada abundante y con mucha verdura. De postre puedes tomar piña o papaya, ambas ricas en enzimas proteolíticas, que digieren la proteína.

Y en cuanto al pescado, conviene evitar el consumo de pez espada, atún, emperador y marisco, por su alto contenido en mercurio y otros metales pesados.

También conviene evitar todos los fritos (incluidas las patatas fritas de bolsa), los alimentos procesados, los productos de pastelería y bollería y la manteca de cerdo. Los productos de pastelería y bollería hay que evitarlos por el exceso de azúcares, grasas, colorantes artificiales y aditivos químicos que contienen.

Otros tóxicos que hay que evitar son el glutamato monosódico –que se encuentra sobre todo en la comida china, las salsas o sopas de sobre, las patatas con sabor a barbacoa, etc.– y la tartrazina (colorante amarillo; es el aditivo E-102). Los alimentos ahumados y preparados a la barbacoa conviene asimismo evitarlos.

Evita asimismo los cacahuetes, porque pueden contener aflatoxinas, un moho invisible perjudicial para la salud.

Otros alimentos que se deberían eliminar para que el hígado reciba menos carga son la leche de vaca, los quesos de vaca y la nata. El yogur es la excepción, por ser fácilmente digerible. La leche de vaca es sumamente indigesta: supone una carga para el hígado y se coagula en el estómago, donde hace que los alimentos queden compactados como una pelota, retrasando la digestión. Esta leche se puede sustituir por leches vegetales.

Veamos ahora algunas soluciones específicas para mitigar la toxemia del organismo:

- El boldo, el cardo mariano y el diente de león son hierbas amargas y pueden tomarse para facilitar la digestión de las grasas.
- El diente de león facilita la pérdida de peso cuando existe un problema de sobrepeso y es a la vez diurético.
- El cardo mariano alivia los síntomas relacionados con la carga tóxica provocada por la quimioterapia o la medicación oral y permite optimizar al máximo el

funcionamiento del hígado; incluso tiene la capacidad de regenerar este órgano. Nos puede salvar la vida en el caso de ingerir una seta venenosa como la *Amanita phalloides*, hasta veinticuatro horas después de su ingesta. Así pues, esta hierba nos puede aportar una ayuda muy valiosa a lo largo del proceso del cáncer. Puede obtenerse en forma de cápsulas o tabletas en tiendas especializadas en productos naturales o en parafarmacias. Es importante que se trate de un producto estandarizado en cuanto a la potencia de la silimarina, su principio activo. Para que tenga un mayor efecto, es recomendable tomarlo antes del almuerzo y de la cena; si se toma media hora antes de dichas comidas, el efecto es incluso superior. La recomendación científica es tomar entre 500 y 1.500 mg de cardo mariano diarios. (Recuerda siempre consultar a tu profesional de la salud o recabar consejo en la tienda donde se venden estos productos. Conviene seguir las pautas recomendadas para cada caso en particular. Las mujeres no deben tomar cardo mariano durante el embarazo y la lactancia, y su consumo no está indicado en los niños, por falta de investigación científica acerca de esta hierba en personas no adultas).

B. Los **riñones** tienen que filtrar las toxinas hidrosolubles y su trabajo es sumamente importante para eliminar del cuerpo los residuos de la quimioterapia y evitar sus secuelas o sus efectos adversos. Conviene beber té verde y agua de mineralización débil, y evitar el agua del grifo. El té verde tiene propiedades anticáncer y un efecto antioxidante. En Japón toman té verde en todas las comidas y la incidencia de cáncer en el país es muy baja. Es preferible no añadir nada para endulzarlo, salvo estevia o un poquito de miel. Uno se acostumbra al sabor ligeramente amargo de este té y termina gustándole. Si tomas cantidades elevadas de té verde, es preferible prescindir de añadirle cualquier edulcorante.

Para limpiar las **vías urinarias** en profundidad, la gayuba (*Uva ursi*) es la planta más conocida a estos efectos, especialmente en caso de infección de orina. Esta hierba se presenta también en cápsulas o en tabletas y se aconseja tomarla en ayunas, con un zumo o un té.

En caso de cistitis (inflamación de la **vejiga**), además de las cápsulas de gayuba son buenos el zumo de limón con agua y un poco de miel, las infusiones de tomillo, el zumo sin endulzar de arándano rojo y el caldo de cebolla y apio.

Procura llevar una dieta muy hidratada, que incluya frutas, hortalizas, verduras y caldos vegetales, con el fin de diluir al máximo las toxinas hidrosolubles.

C. El **colon** (la parte final del intestino grueso). La regularidad intestinal es imprescindible para expulsar bien los desechos de la digestión y evitar así el estreñimiento. Este no hace más que incrementar los síntomas de la toxicidad, tales como el dolor de cabeza, la hinchazón abdominal y la sensación de pesadez en el bajo vientre. El estreñimiento también puede dar lugar a halitosis (mal aliento) y mal humor. Se aconseja evitar el sedentarismo y ponerse en cuclillas: cuando uno se pone en la posición de cuclillas estimula la evacuación; es un buen hábito —por ejemplo, podemos pasar un rato leyendo tranquilamente en esta posición—. Es aconsejable ir de vientre al menos una vez al día, mejor a la misma hora, preferiblemente al levantarnos de la cama.

Hay algunos alimentos que facilitan el tránsito intestinal:

- Las *semillas de lino* son un buen remedio para el estreñimiento. Se pueden añadir a un yogur o tomarlas directamente con agua templada, o añadirlas a un bol de cereales integrales tipo muesli (agrega una cucharada sopera rasa de estas semillas a los cereales).
- Los *copos de avena* también son buenos contra el estreñimiento, con agua caliente o leche vegetal (dos cucharadas soperas colmadas sería la cantidad adecuada).
- Las *cáscaras de psyllium*. Remojadas en agua templada, forman un mucílago o gelatina de probióticos y prebióticos. Se pueden tomar en cápsulas en ayunas para asegurar el equilibrio de la flora intestinal, sobre todo cuando se está sometido a un tratamiento de quimioterapia, antibióticos o corticoides.
- Hay *especias naturales* que pueden desinflamar y desintoxicar el colon. Los mejores aliados del intestino grueso son la cúrcuma y el jengibre; ambos tienen propiedades anticáncer. Se pueden tomar frescos, en polvo o en forma de suplementos alimenticios.
- En caso de flatulencias, espasmos, meteorismo o hinchazón abdominal, se recomiendan las *infusiones de hinojo o anís y menta piperita o hierbabuena*. También existe la opción de tomar cápsulas de *aceite de menta*.
- Cuando hay un episodio de diarrea, el *polvo de algarroba* es de gran ayuda, gracias a su efecto astringente. Es agradable tomarlo con leche de arroz. Tiene sabor a cacao.

- Cuando existe inflamación con dolor abdominal, se puede recurrir a un suplemento de *bromelina* en combinación con un suplemento de *cúrcuma*. Ambos deben tomarse media hora antes de las comidas principales o dos horas después. Esta misma combinación tiene propiedades anticáncer. La bromelina puede digerir la proteína y es antiinflamatoria. Si deseamos usarla contra la inflamación, debemos evitar ingerirla antes de comidas proteicas (las que incluyen carne, huevos, pescado, etc.). Lo ideal es tomarla en combinación con la cúrcuma para que se vea transportada a la zona afectada gracias a su unión con un proteolítico. La bromelina está contraindicada en caso de gastritis o úlcera gástrica.

- Si sientes dolor de cabeza, puedes tomar cápsulas de *aceite de menta* o frotar el mismo aceite en el lugar del dolor, evitando aproximarlo a la zona de los ojos. Este remedio suele aliviar los síntomas pero la causa del dolor de cabeza se debe erradicar abordándola desde su origen, cualquiera que este sea.

- Te recomiendo tomar *verduras* en abundancia, preferiblemente al vapor, para que conserven sus nutrientes, y acortar el tiempo de cocción. Su efecto es muy alcalinizante por su contenido en sales minerales orgánicas, de fácil asimilación. Al mismo tiempo, favorecen el tránsito intestinal, lo cual hace que aumente la cantidad de heces. La presencia de la fibra natural favorece la limpieza del colon, pues las toxinas y los restos de desechos adheridos a la pared intestinal se ven arrastrados. Las verduras se pueden aliñar con aceite de oliva virgen o de coco, cúrcuma en polvo, un poco de tamari si se quiere un toque salado o levadura de cerveza de buena calidad; se les puede echar también jengibre rallado o en polvo. Si quieres hacer sopa de verduras, es recomendable que no uses el agua del grifo; y en este caso puedes beber el caldo sobrante antes de la comida, pues su efecto es muy alcalinizante. Con el fin de aprovechar el caldo de las verduras, podrías incluir cebolla, apio, col, coliflor, zanahoria, calabaza, puerro, nabo y judías tiernas.

Otras pautas

20. **Aplícate un gel de áloe vera** si te has sometido a radioterapia, en la zona irradiada para evitar quemaduras.

21. Y **otros productos desfavorables**, no mencionados todavía, que conviene evitar, son el café, el té negro, el mate y los refrescos de cola y cacao. Todos ellos producen síndrome de abstinencia tras su abandono; son pequeñas «drogas» que alteran el sistema nervioso. Olvídate asimismo de las bebidas gaseosas con ácido fosfórico. El café puede sustituirse eficazmente por la achicoria. Por otra parte, los caramelos y chicles sin azúcar y los refrescos sin azúcar contienen aspartamo, una de las causas de la fibromialgia y de las enfermedades autoinmunes.

22. **¡Evita cocinar o calentar los alimentos en un horno microondas!**

Los suplementos naturales

23. Debemos tener en cuenta que **la ingesta de suplementos naturales debe ser personalizada, según el estado de la**

persona con cáncer y el protocolo médico que esté siguiendo. De todos modos, hay algunos suplementos que se pueden considerar con el consejo de los profesionales que atienden un herbolario o una tienda de productos dietéticos. Te pueden recomendar marcas y dosis, así como la forma óptima del producto según tu estado y situación: en forma de polvo, gotas, cápsulas, tabletas... En ello influyen posibles limitaciones a la hora de tragar, posible rechazo o náuseas ante determinados sabores, etc. Por fortuna, se pueden contemplar muchos tipos de suplementos, y el protocolo al respecto se puede adaptar a cada individuo en particular.

Por ejemplo, debemos tener en cuenta que para subir las defensas existe un suplemento excelente que también corrige muchas disfunciones e inflamaciones del aparato digestivo. Se trata de la hierba conocida como uña de gato. Normalmente se recomienda tomarla en ayunas. Una dosis de 1.000 mg puede ser una cantidad suficiente para aumentar las defensas y desinflamar el intestino en el caso de que hubiera disfunciones a causa de una inflamación.

No hay que descartar tampoco los suplementos de las bacterias beneficiosas acidófilus y bífidus, que deben tomarse preferiblemente también en ayunas.

Con el desayuno podemos contemplar la vitamina C. Recomiendo la forma Ester-C en una dosis de entre 1.000 y 3.000 mg diarios. El Ester-C tiene la característica de ser hidrosoluble y liposoluble. Muchos de los cánceres también son liposolubles, de modo que se adhieren a las grasas de los tejidos. El Ester-C hace lo mismo, con lo cual permanece más tiempo dentro del cuerpo que la vitamina C convencional (ácido ascórbico, el cual se elimina rápidamente a través de la orina): penetra en los tejidos que tienen grasa y se rentabiliza muchísimo más. Hay algunos profesionales que inyectan vitamina C directamente en vena, lo cual es una opción excelente para poder tomar dosis muy elevadas de esta vitamina.

Una media hora antes de la comida y la cena, contempla tomar una cápsula o comprimido de cardo mariano. Y durante la comida y la cena puedes tomar un suplemento multivitamínico-mineral de alta gama, un complejo antioxidante y si fuera necesario unas enzimas digestivas para facilitar la digestión. Te recomiendo beber té verde con agua de baja mineralización a lo largo del día y solo un poquito durante las comidas —no mucha cantidad en este caso, para no diluir las enzimas digestivas—. Como comenté anteriormente, la combinación de bromelina y cúrcuma —siempre y cuando no haya gastritis o ulcera gástrica—, tomada media hora antes de las comidas, es de gran ayuda para digerir la fibrina de los tumores.

Si padeces altos niveles de estrés, un adaptógeno, como podría ser el ginseng siberiano —más conocido como eleuterococo—, te ayudará a adaptarte mejor a cualquier tipo de estrés, ya sea físico, mental o ambiental (los adaptógenos nos permiten afrontar mejor y con más fuerzas cualquier tipo de estrés que pueda debilitar el sistema inmunológico).

Capítulo 3

CONSECUENCIAS DE LOS CAMPOS MAGNÉTICOS Y ELECTROMAGNÉTICOS

Los campos electromagnéticos en el dormitorio

Es de vital importancia tener un sueño reparador para que el sistema nervioso y el cuerpo físico puedan reajustarse a lo largo de esas horas nocturnas, que deberían ser un mínimo de ocho. En el caso de que haya interferencias en la misma habitación, en la casa, en el bloque o incluso en el exterior del edificio donde duermes, esto puede ser lo suficientemente dañino como para no permitirte gozar de un descanso adecuado.

Primero hay que mirar dentro de la misma habitación. ¿Duermes con aparatos electrónicos encendidos? Lo peor de todo es tener al lado de la cama un radiorreloj digital conectado a la red, el cual, al tener un transformador, emitirá un campo electromagnético que estará generando una interferencia durante todas las horas del sueño. Recuerdo la anécdota de una señora que acudió a mi consulta manifestando que padecía un dolor de cabeza constante y le pregunté si dormía con radiorreloj. Me miró con cara de sorpresa y me dijo:

—¡Claro que sí, como todo el mundo!

Le sugerí que lo quitase de la habitación, porque posiblemente era la causa de sus dolores de cabeza, y su primera reacción fue:

—¡Ah, vale!, pues lo pongo en el lado de mi marido.

¡No di crédito a su falta de comprensión!

Lo más grave del radiorreloj es que la gente lo pone al lado de su cabeza, en la mesita de noche. De ese modo, interfiere en el campo magnético de la persona que está intentando descansar, con lo cual se levantará con un gran cansancio y posiblemente con mucha sed, después de visto su sueño interrumpido durante la noche –por ejemplo, se habrá visto obligada a levantarse para ir al baño–. Esa persona puede tener también piernas inquietas, agitación, ansiedad, dolor de cabeza, nerviosismo, tics y una larga serie de síntomas que pueden ocasionarle una gran sensación de letargo a lo largo del día. Es un cansancio que carga otros sistemas además del sistema nervioso, particularmente el sistema inmunológico, y esto impide que el cuerpo tenga la capacidad de repararse, sobre todo si está debilitado por el cáncer u otras enfermedades degenerativas. Lo ideal es tener un pequeño reloj-despertador, o el mismo radiorreloj, con pilas, en lugar de conectado a la red.

También se tiene que evitar dormir con una manta eléctrica o con el televisor conectado. Si uno tiene aparatos eléctricos en la habitación —como el televisor, un aparato de música, un ordenador o la wifi—, debería desconectar todo ello, desenchufándolo o poniendo una regleta para poder desconectarlo todo a la vez. No duermas en una cama articulada, pero si tienes que dormir en una, al menos desconéctala de la corriente por la noche. Si estos aparatos están apagados pero siguen conectados a la red, continúan emitiendo un campo electromagnético; de hecho, se crea lo que llamo una sopa de electromagnetismo que alcanza el campo electromagnético de la persona. Aunque la wifi esté fuera de la habitación y a cierta distancia, si la señal llega a la habitación, lo ideal es desconectarlo por la noche. Si vives en un edificio donde todos los vecinos probablemente tienen wifi, no estaría de más, en una reunión de la comunidad, sugerir que por la noche todo el mundo colabore apagando la wifi.

Otro tema es el teléfono móvil. En mis charlas pregunto al público quiénes duermen con el móvil, y siempre levanta la mano la gran mayoría. Mucha gente hoy en día utiliza el teléfono móvil como despertador y, peor todavía, lo deja cargándose conectado sobre la misma mesita de noche. Los cargadores son una fuente de radiación electromagnética. Apagar los móviles es muy aconsejable, o al menos ponerlos en modo avión. Si alguien tiene que acostarse y, por su enfermedad, necesita tener el teléfono cerca, puede dejarlo en el suelo, y preferentemente en modo avión, para que le sea fácil poder llamar para pedir ayuda.

Muchas personas no son conscientes de la sopa electromagnética que tienen en casa. No basta con mirar lo que tenemos en la habitación. Por ejemplo, debes saber que si vives en un edificio debajo del cual hay un *parking*, el movimiento constante del metal de los coches crea un campo magnético que influye en el tuyo. Los ascensores también crean un campo magnético al subir y bajar, que nos afectará si dormimos al lado de uno. Tampoco es óptimo dormir con el cabecero de la cama dando a la cocina, donde puede ser que tengamos todo tipo de electrodomésticos encendidos de día y de noche, como la nevera, que emite un campo electromagnético potente. Así pues, si tienes la cama junto a una pared que dé al ascensor o a la cocina, cámbiala de sitio.

Puede ser que tu habitación colinde con una habitación del vecino o, peor aún, con su salón, donde puede tener la wifi, el televisor, el ordenador y otros aparatos conectados en la misma pared de la habitación donde tú duermes y donde precisamente está tu cabeza. En este caso, te tendrás que proteger de alguna manera: cambiando de habitación o modificando la ubicación de la cama, y además, tal vez, protegiendo tu cama de las influencias nocivas (consulta, más adelante, el apartado «Dormir en una casa enferma»).

El magnetismo terrestre también nos afecta

No solo los campos electromagnéticos artificiales pueden estar afectando a tu salud y la de tus familiares, sino que hay también otros factores, como pueden ser las líneas Hartmann y las líneas Curry. Son líneas magnéticas de la Tierra, en cuyos puntos de cruce se producen radiaciones. Cuando se duerme encima de los cruces de esas líneas, tenemos un punto patógeno, que puede ocasionar incluso cánceres. Te recomiendo el excelente libro *Vivir en casa sana*, de Mariano Bueno, un gran investigador de este tema, con quien estudié y de quien aprendí muchísimo, que veas los vídeos que tiene en Internet y que te informes, por medio de la Asociación de Estudios Geobiológicos (GEA), de todo el trabajo que se está llevando a cabo para crear casas sanas. Mariano Bueno habla de la influencia de las líneas Hartmann y Curry y también de la repercusión de las vetas de agua subterránea, de las fallas telúricas o las capas freáticas. Todo ello puede estar teniendo un gran impacto en nuestras vidas. Concretamente, los puntos donde haya cruces de líneas Hartmann y vetas de agua subterránea o una capa freática son tendentes a causar cáncer. La buena noticia es que el problema puede tener una fácil solución. Con solo desplazar la cama un metro se puede salir de la influencia de las zonas geopatógenas. En un vídeo que tengo en Internet, en el canal de Ponencias Zen, se puede ver en directo cómo detecto esas líneas, cómo afectan al campo magnético del ser humano y cómo se pueden corregir (ver en YouTube *La geobiología energética*).

El ser humano puede detectar las líneas magnéticas de la Tierra por medio de su propia sensibilidad, utilizando unas sencillas varillas en forma de L que se pueden fabricar en casa con unas simples perchas metálicas de tintorería. Así es posible detectar dónde están las zonas que nos pueden afectar (donde pisamos cuando se cruzan las varillas) y actuar en consecuencia. Si en la práctica con las varillas dudas de tus resultados, pásalas a tus hijos, por muy pequeños que sean. Como para ellos será un juego y no pondrán la mente por delante, van a descubrir los lugares perfectos, en los que no haya contaminación magnética. Ellos lo hacen fácilmente; déjalos que jueguen y descubran esa magia que llevan dentro, y luego imítalos. Las varillas de latón se pueden encontrar en lugares donde venden aparatos de geobiología y radiestesia, incluidas tiendas *online* o, como ya te he indicado, fabricarlas tú mismo en casa, de una forma muy sencilla.

Hay otras maneras de detectar puntos conflictivos y favorables donde dormir. Observa a los niños pequeños: dónde duermen, cómo duermen, qué tipo de descanso tienen, cuáles son sus lugares favoritos para quedarse dormidos... Observa también los animales: las mascotas que tenemos en casa saben perfectamente dónde se descansa mejor. Los perros siempre buscan los lugares más favorables para el ser humano; en cambio, los gatos prefieren las zonas alteradas, porque ellos se ceban de esa energía. Es habitual que se duerman al lado de un televisor, encima de un aparato electrónico, junto a un ordenador... Buscan y necesitan campos electromagnéticos o zonas alteradas como cruces de líneas Hartmann, zonas donde se acumula agua, vetas de agua subterránea...; esos son sus lugares ideales. No duermas donde duerme tu gato. ¿Es el gato el que acude a dormir a tu cama? No te asustes todavía, puede ser que lo haga por apego a tu vibración, buscando tu amor y tu cariño. Ahora bien, si su lugar favorito para dormir es tu cama *cuando tú no estás en ella*, algo pasa en esa zona. Tienes que mover tu cama a un lugar más favorable; por ejemplo, donde duerme tu perro. Si el perro duerme al lado de tu cama, o encima o debajo de ella, no la desplaces: ese lugar es idóneo para ti.

Según Mariano Bueno y otros muchos autores, es preferible dormir con la cabeza dando al este o al norte; así uno descansa mucho mejor.

Todo lo mencionado son factores que suman y que hay que tener en cuenta, porque puede ser que el lugar donde estás durmiendo sea el que esté originando tu cáncer, y que puedas remediarlo. Así que lo mejor es informarse; buscar buena literatura al respecto, como pueden ser los libros de Mariano Bueno, y ver en Internet mi vídeo *La geobiología energética* para hacer la práctica de detección de campos electromagnéticos en casa. Buscamos siempre soluciones prácticas, sencillas y que estén al alcance de todo el mundo, como las que he mencionado y las que veremos a continuación.

Dormir en una casa enferma

A veces no es posible arreglar del todo la situación solo con desconectar aparatos o cambiar la cama de sitio. En el caso de que no haya una solución fácil, porque dormimos en una casa o un edificio enfermo, o porque cerca de nuestra vivienda hay torres de media o alta tensión, o antenas de telefonía móvil (hoy día a veces es difícil escapar de estas cosas), una solución es poner debajo de la cama unas piezas enteras de lana virgen de oveja merina con su aceite natural, la lanolina. Se puede poner debajo del colchón o en el suelo, debajo de la cama. Sería conveniente comprar varias piezas de lana, cuanto más vírgenes mejor, que no hayan sido tratadas. Antiguamente, es lo que utilizaba la gente para aislarse de todo lo que venía del suelo hacia arriba; se evitaba así que las influencias de las capas freáticas, las líneas Hartmann o las vetas de agua subterránea los afectasen negativamente.

Esta es una solución casera, pero pueden comprarse remedios más sofisticados, como un cubrecolchón que derive este tipo de influencias a tierra y proporcione, además, un beneficio para la salud, al incrementar los niveles de melatonina y reparar el sueño. Se puede consultar acerca de este tipo de productos en la página web www.lacamaazul.es.

Con estos recursos puedes, según tus necesidades, adaptar tu casa para protegerte a ti mismo y a tu familia de influencias externas a las que no se pueda poner ningún otro remedio.

Otras afectaciones de la vida moderna

Pero el problema no lo tenemos solo cuando dormimos. También al trabajar cerca de aparatos electrónicos como los ordenadores, la gente está cada vez más expuesta a esa radiación continua, a esos campos electromagnéticos. Es aconsejable evitar las largas horas de exposición a estos aparatos; por una parte, porque permanecemos demasiado rato sedentarios, y por otra, y sobre todo, por la radiación que recibimos. Se sabe que la incidencia del cáncer se ha extendido mucho más por culpa de este tipo de exposición, y en edades cada vez más tempranas. Así que es conveniente espaciar el tiempo de exposición a estos campos electromagnéticos y hacer descansos periódicamente.

Además, te aconsejo salir a respirar al aire libre, tomar contacto con la naturaleza, caminar descalzos sobre la hierba, darte baños de sol y de mar —si esto no es posible, que sea en la bañera, con sal marina—; haz cualquier cosa con la que te puedas descargar. Si nos cargamos de electricidad estática y todo el campo magnético se nos llena de iones positivos, que son los no aconsejables, podemos recargarnos con iones negativos, que son los favorables, por medio de darnos una buena ducha o de permanecer al lado de una gran cascada o de surtidores de agua, en definitiva, de someternos al agua en movimiento; esto nos proporciona alivio, así como una sensación de limpieza y bienestar.

La respuesta del Zen

En el vídeo *La geobiología energética* también explico el beneficio del Toque Zen y del *Reset* en relación con las influencias magnéticas y electromagnéticas. Por medio de la respiración consciente de la práctica de la enseñanza Zen podemos, en muy poco tiempo, actualizar nuestra frecuencia y vibración; nuestro campo magnético se fortalece, se concentra, se sella, y todo lo que son vibraciones ajenas salen de él. Entre estas vibraciones ajenas están los campos electromagnéticos y magnéticos dañinos de nuestro entorno. Por lo tanto, aconsejo que se utilice la herramienta que se aporta en el Curso Zen para lograr un estado óptimo de salud cuando se tiene que estar expuesto a ese tipo de ambientes no saludables.

Capítulo 4

QUÍMICA Y CÁNCER

Hay sustancias de uso frecuente que deberíamos evitar, sobre todo en presencia de personas con cáncer. También deberíamos evitarlas si tenemos niños o bebés en casa, pues ellos son asimismo especialmente vulnerables a padecer los efectos nocivos de dichas sustancias; de hecho, por su estadio de desarrollo, son aún muy sensibles a todo tipo de tóxicos. La mayoría de los adultos percibimos mucho menos el efecto porque ya estamos curtidos; sí que padecemos ciertos síntomas, pero normalmente no los relacionamos con la acumulación de los efectos adversos de los productos químicos.

Ambientadores

Los ambientadores perfumados que podemos tener en casa, sobre todo en el baño, son sumamente tóxicos. Además, su efecto se agrava porque su emanación se concentra en espacios pequeños. Otro espacio pequeño en el que se concentran son los coches; podemos pasar muchas horas viajando en ellos, y llevando bebés y niños a bordo. ¿Cuántas veces subo a un coche –con amigos, alumnos, voluntarios– y noto nada más subir ese olor tan intenso a la química de un ambientador? Incluso si nos lo han vendido como natural, puede ser que no lo sea tanto... A veces me dan ganas de salir corriendo de ese coche. El olor es tan intenso que no tarda en provocarle carraspeo, dolor de cabeza o tos a mucha gente, por hablar solamente de los efectos inmediatos. A ello hay que sumar sus efectos acumulativos. ¿Tú o alguien de tu casa padecéis tos frecuente, asma, rinitis, bronquitis, ojos llorosos o conjuntivitis, por nombrar solo algunos síntomas o enfermedades? A menudo, el habitante más sensible de la casa es quien está pagando por el efecto acumulativo de estos tóxicos.

Haz la prueba: quita todos los ambientadores perfumados de tu casa –incluidos los inciensos, que, naturales o no, no dejan de ser humo– y observad, tú y tus familiares, los cambios que advertís en vuestros cuerpos en el plazo de un mes.

Este tema me hace pensar en las personas que tienen sensibilidad química múltiple y sentir mucha empatía con ellas. Prácticamente no pueden salir de casa, porque vayan adonde vayan están muy expuestas a los ambientadores químicos: en efecto, los encontramos en muchos lugares, entre ellos las tiendas de ropa.

Hablando de sprays y humos, finalizaré diciendo que conviene evitar también los insecticidas domésticos... ¡y, por supuesto, fumar!

Detergentes y suavizantes

Los suavizantes para la ropa son muy tóxicos, y su efecto perdura después del lavado. Así que vamos inhalando esas sustancias tóxicas todo el día, e incluso de noche, porque están presentes también en la ropa de nuestra cama. Y en las toallas...

¿Acostumbra a toser tu hijo durante la noche? Tal vez creas que tiene un resfriado, pero puede ser que esté inhalando las toxinas del detergente —tanto en polvo como líquido— y las del suavizante que utilizas para lavar la ropa.

Es posible adquirir otro tipo de detergentes, más ecológicos, más naturales, no perfumados, no tóxicos. Pueden encontrarse en las tiendas de productos naturales. Si hubiera mucha más demanda de este tipo de productos ecológicos, su precio bajaría.

Existe de todos modos una manera de abaratar los lavados: utilizar las llamadas bolas ecológicas o ecobolas (https://es.wikipedia.org/wiki/Ecobola). Se trata de unas bolas de cerámica contenidas dentro de una estructura de plástico más o menos redondeada, que se meten en la lavadora. Con la lavadora en funcionamiento, estas bolas chocan entre sí y emiten unos electrolitos que hacen que el agua sea más blanda y no se necesite tanto detergente. ¡Con una décima parte de la cantidad habitual de detergente podemos obtener un buen lavado! Así pues, con esta solución abaratamos el coste de la colada y reducimos el impacto sobre el medio ambiente. Si usamos estas bolas junto con un detergente ecológico, sumamos un beneficio más para el medio ambiente, y nosotros y nuestros seres queridos dejamos de inhalar muchas sustancias tóxicas.

Finalmente, habría que prescindir también de la naftalina, por ser muy perjudicial.

La química que nos aplicamos al cuerpo

Desodorantes, sprays para la higiene personal, perfumes, colonias, lacas, tintes industriales, gomina, esmalte de uñas, quitaesmalte, cremas para el cuerpo, pintalabios... Todo ello es perjudicial si es de elaboración industrial, ya que contiene tóxicos peligrosos. Veamos de cerca algunos de ellos.

Debemos prestar mucha atención a los perfumes que nos ponemos, incluidas las colonias. Además de que impregnan la ropa y el cabello, acostumbran a aplicarse en algunas de las partes más sensibles del cuerpo: detrás de las orejas, en el cuello y en las muñecas. Atraviesan la piel, de modo que el organismo los absorbe, y constituyen una sobrecarga más de tóxicos para este.

Si quieres perfumarte, puedes utilizar aceites esenciales 100% puros de grado terapéutico y perfumes naturales. Puedes incluso elaborar tus propios perfumes ecológicos en casa.

En cuanto a las cremas corporales o faciales, también vienen cargadas de perfumes, y de una larga lista de sustancias químicas. Es preferible utilizar cremas ecológicas o naturales y que no contengan perfumes.

Entre los productos especialmente nocivos están los desodorantes químicos. Contienen diversas sustancias tóxicas, entre ellas los parabenos. Los parabenos —presentes también en las cremas corporales y faciales, los champús, los geles de baño y los jabones— se han relacionado con el cáncer de una forma científicamente probada.

Es preferible comprar los desodorantes en tiendas especializadas. Hay que procurar que sean lo más naturales posible y asegurarse especialmente de que no contengan aluminio. Hoy se sabe que el aluminio se almacena en el cuerpo, y que su lugar favorito donde depositarse y acumularse es el cerebro, donde es posible que contribuya al desarrollo de la enfermedad de Alzheimer. Su presencia se ha relacionado con el uso de los desodorantes, también del talco, y además lo ingerimos a través de medicamentos como los antiácidos. Cuanto más minimicemos su uso —incluido el papel de aluminio para envolver alimentos, o los cazos de aluminio en la cocina—, menos riesgo tendremos de padecer en el organismo sus efectos tóxicos.

Así pues, una fuente habitual de aluminio son los desodorantes. Para empeorar la situación, la mujer tiende a afeitarse las axilas; cuando después se aplica el desodorante, esa zona está especialmente porosa y el aluminio se absorbe con mayor facilidad. Se cree que esta es una de las posibles causas del cáncer de mama.

Si quieres proteger tu cuerpo de las sustancias químicas, sobre todo de los metales pesados como el aluminio, te recomiendo el té verde. Es un recurso para preservar al cerebro de los metales pesados y, por lo tanto, del impacto que estos tienen sobre él. El té verde contiene unas sustancias, las catequinas, que protegen a los ácidos grasos poliinsaturados, los cuales se oxidan en presencia de las sustancias tóxicas. El cerebro cuenta con una protección natural, la barrera hematoencefálica, que impide que los tóxicos entren en él; sin embargo, esta membrana puede degradarse y permitir que la atraviesen las sustancias químicas artificiales, que causan la oxidación de las grasas del cerebro. El té verde es un gran antídoto contra esto. Se puede tomar en infusión o como suplemento natural. Evidentemente, no debería elaborarse con agua del grifo, la cual, además de cloro, contiene flúor. Dicha sustancia elimina el calcio, haciendo que este acabe pasando por los riñones y provoque posibles cálculos renales –por lo tanto, te recomiendo también que utilices una pasta de dientes natural, libre de flúor.

Otro metal pesado dañino es el plomo, que puede estar presente en la cosmética química, como en el carmín o pintalabios, y en los tintes químicos para el cabello que utilizan muchas mujeres. Estos pueden estar causando un daño tremendo, ya que todos los metales pesados y otras sustancias químicas que pueden atravesar el cuero cabelludo también tienen un efecto acumulativo, con lo cual aumenta el nivel de toxicidad en el cuerpo. Cuando, finalmente, el organismo ya no puede más, empieza a encapsular los tóxicos en forma de quistes y tumores benignos, que después pueden transformarse en tumores cancerosos. Así que nos conviene sustituir la cosmética y los tintes químicos por alternativas naturales que están disponibles en las tiendas de productos naturales.

¿Tienes ardor de estómago?

Entre los productos químicos que emiten sustancias tóxicas que inhalamos no debemos olvidar tampoco los detergentes que usamos para limpiar la casa (los suelos, los baños, la cocina...), incluida la lejía. Todas esas sustancias quedan suspendidas en el ambiente. Como los ambientadores, pueden producir un aumento de mucosidad en las vías respiratorias altas. Las partículas tóxicas se adhieren a las mucosas y empezamos a carraspear. Ahora bien, ¿expulsamos esa mucosidad? No, generalmente nos la tragamos. Esa mucosidad está ahí para protegernos, para evitar que nuestros tejidos se vean dañados por las sustancias químicas. Si la tragamos, llevamos esas sustancias directamente al estómago. Esta puede ser una de las causas del ardor de estómago. Así pues, no des necesariamente por sentado que tu ardor de estómago se deba a que algún alimento te haya sentado mal.

Tuve mi propia experiencia en relación con este tema. Hace varios años, cuando vivía en Barcelona, acudía a un gimnasio donde me encantaba practicar el *spinning*, que permite hacer mucho trabajo cardiovascular. En el *spinning* uno se monta en una bicicleta estática y hay un monitor que va dirigiendo la clase, al ritmo de la música. En esa sala no teníamos la posibilidad de abrir ventanas. La solución que encontraron en el gimnasio fue poner ambientadores que, al ir perfumando el ambiente, permitieran disimular el olor del sudor de los practicantes.

Las clases de *spinning* son muy intensas, de modo que en ese contexto la frecuencia cardíaca se eleva considerablemente y se respira mucho más de lo habitual. El caso es que empecé a notar mucha mucosidad. Al principio pensaba que me estaba limpiando, pero al poco tiempo comencé a sentir mucho ardor de estómago. Esto ya me descolocó bastante, porque no «cuadraba» con el tipo de vida y de alimentación que estaba llevando, la dieta disociada. Estaba combinando correctamente los alimentos, llevaba a cabo mis curas estacionales, practicaba deporte, no tenía ningún problema de salud... Ocurrió que me fui un mes de la ciudad, por vacaciones, de modo que durante ese tiempo no fui al gimnasio.

Ese mes no tuve ningún problema estomacal, pero al cabo de una o dos semanas de haber regresado al gimnasio volví a experimentar el ardor de estómago. Por fin até cabos. Llamé la atención a los responsables del centro y no quisieron ver la relación; para ellos mi planteamiento no tenía ningún sentido. Así pues, me di de baja, y los ardores desaparecieron por completo.

De modo que te conviene observar los entornos en los que te mueves, la vida que llevas. Puede ser que estés experimentando síntomas a causa de este tipo de productos químicos. Tal vez tu úlcera de estómago no se deba a un problema alimentario, sino a algún tóxico ambiental... Y en lo que de ti dependa, puedes sustituir los productos que contengan sustancias tóxicas por sus equivalentes naturales.

Jabones, geles, champús, suavizantes para el pelo, cremas para la cara y el cuerpo, tintes y otros productos de cosmética, desodorantes, detergentes..., todo ello puede encontrarse en tiendas de productos naturales como alternativas a las versiones químicas. Es maravilloso el hecho de que cuando te acostumbras a utilizar los productos carentes de sustancias químicas luego ya no soportas los otros, cuando algún día no tienes más remedio que utilizarlos (por ejemplo, alguien te lava una prenda y cuando te la vas a poner te echas atrás al olerla, porque tus sentidos se han afinado y tu cuerpo es más sensible a los altos niveles de sustancias químicas dañinas).

Utensilios de cocina

En la cocina deberíamos descartar las cazuelas y sartenes que contengan teflón, por su alto contenido en plomo. Los utensilios de aluminio tampoco son recomendables.

Conviene optar por el acero inoxidable o comprar las sartenes y cazuelas que se venden en las tiendas de productos naturales, que nos van a durar toda la vida y no van a hacer que se incorporen productos químicos en nuestros alimentos en el transcurso de una cocción. Si tenemos que utilizar una sartén con teflón, que es antiadherente, que sea para freír un huevo o para hacer algo rápido, no para una cocción prolongada, lo cual haría que el plomo se transmitiese a los alimentos.

Evitemos también los envases de plástico, que nos pueden transferir varias sustancias tóxicas al cuerpo, entre ellas probables carcinógenos, como el acetaldehído y el cadmio.

Conclusión

Para resumir y concluir, te diría: haz que tu vida sea más simple y más natural, como en los tiempos de nuestros ancestros. Volvamos a la vieja escuela de simplificar en vez de sobrecargar, de vivir de forma más natural para estar más sanos.

En casa, crea un ambiente lo más natural posible, exento de olores artificiales, de tóxicos y de campos electromagnéticos.

Y en la medida en que te vayas informando y transformando, compártelo con los demás. En primer lugar, vela por tus hijos; pequeños cambios en el hogar les pueden evitar sufrimientos futuros.

Capítulo 5

CÁNCER Y MULTIDIMENSIONALIDAD

La capacidad Zen

Cánceres inexplicables y remisiones espontáneas

En una charla que di en cierta ocasión, un asistente me comentó el caso de un marinero al que le encantaba su profesión y que vivía junto al mar, de hábitos sanos, y que sin embargo contrajo cáncer de pulmón. Hay algunos cánceres que no vienen necesariamente como consecuencia de malos hábitos físicos o a causa de la mente y las emociones. Tal vez uno sienta una gran paz... pero puede haber otra clase de problema.

Cuando la raíz del problema es de tipo multidimensional, es indetectable por los instrumentos o aparatos científicos convencionales porque estos no pueden observar nuestra anatomía sutil.

Un componente de la anatomía sutil humana son los chakras o centros energéticos, que giran como vórtices, como agujeros negros. Y transmiten una cierta frecuencia o vibración según la velocidad del giro. Esto es lo que da lugar a nuestro campo magnético. Según la amplitud, velocidad y frecuencia que alcancen estos centros al girar, nuestra aura adquiere un color u otro.

El cuerpo mental, igual que le ocurre al cuerpo físico, también puede verse infectado. Podemos decir que «enferma», pero es más apropiado decir que se infecta de otras frecuencias, de otras vibraciones.

Si nuestra mente está en paz, nuestra vibración se mantiene alta y nuestro campo magnético permanece concentrado, brillante. En este caso, el cuerpo mental queda protegido. Ahora bien, si bajo la vibración a causa de mis pensamientos, de mis emociones, de mis palabras o de mis actos, los chakras o vórtices energéticos giran a una velocidad menor. En este caso, el campo magnético se reduce; se vuelve menos compacto, más débil, y el cuerpo mental no queda protegido como debiera. Entonces me convierto en alguien fácilmente manipulable, o depresivo, o con enfermedades psiquiátricas.

Cuando le hacemos el *Reset* a una persona, repasamos su cuerpo físico, su sistema nervioso, sus emociones e incluso sus pensamientos. Podemos rastrear su sistema operativo biológico en su cuerpo mental y buscar dónde está la raíz del problema. Y en ocasiones comprobamos que dentro de su campo magnético, o cerca de él, hay un familiar suyo fallecido que precisamente padeció la misma enfermedad, o síntomas muy parecidos. Uno puede sufrir la influencia de un difunto de hasta tres generaciones atrás.

Si este es el caso, para nosotros es fácil resolverlo, y a veces se produce la remisión espontánea de la enfermedad.

Ocurrió así, por ejemplo, en el caso de Concha, una mujer de más de cincuenta años que tenía un tumor del tamaño de un mango en el pulmón izquierdo, junto a la aorta, inoperable. La raíz de su problema no era física, sino multidimensional; la acompañaba un ser querido fallecido que había sufrido esa misma enfermedad.

Como todo es vibración, esa vibración ajena que la acompañaba penetraba en su campo magnético, vibraba en su cuerpo físico y terminaba cambiando la frecuencia de las células de sus pulmones. Sometidas a una vibración más baja, acabaron convertidas en células malignas.

Si tenemos la capacidad de detectar la raíz del problema, también la tenemos para resolver el problema en sí. Lo que hacemos es reconfigurar el sistema nervioso para que vibre en la frecuencia correcta. Es lo mismo que haríamos con un sistema informático, con un ordenador que no funcionase bien por estar bajo la influencia de demasiados virus. Nuestro sistema nervioso es tan increíblemente sofisticado que hay interferencias que le provocan grandes bloqueos —se bloquean los *nadis*, las vías por las que la información energética llega a todo el cuerpo—. De ese modo, no pueden fluir la información ni las vibraciones en la frecuencia correcta para que los sistemas corporales funcionen adecuadamente.

Si hay un fallo eléctrico en tu casa, no puedes vivir en paz; estás continuamente pendiente de los chasquidos y vives en constante peligro. Si se busca la raíz del problema y se arregla el fallo, todo lo demás se soluciona, y se elimina el riesgo de cualquier accidente. Pues bien, esto mismo es lo que hacemos los practicantes de Zen con el cuerpo humano. Para nosotros es fácil, porque lo que hacemos es desde la base que es la vibración del amor incondicional, que no es más que una frecuencia muy elevada. Ejercemos la entrega sin pedir nada a cambio, y nos desapegamos totalmente del resultado. De esta manera, utilizando la capacidad Zen y nuestra conciencia podemos entrar con nuestro campo magnético dentro del campo magnético de la otra persona, detectar la raíz del problema y corregir ese bloqueo. Supongamos que detectamos la presencia de otro ser que está interfiriendo (el abuelo que murió de cáncer de pulmón, o un tío, primo, etc.). Con la frecuencia de amor que recibe, dice: «¡Esta es mi oportunidad! ¡Aprovecho este canal y me voy a casa! ¡Vuelvo a mi programa!». Así de fácil.

Le hicimos un *Reset* y le dimos varios Toques Zen a Concha con el fin de reordenar la energía de sus pulmones. Cuando le realizaron el siguiente TAC, comprobaron que la adherencia a la aorta se había desprendido y pudieron operarla. Desde que la vi hasta que la operaron pasó un mes. La metieron en el quirófano (en Barcelona)..., y realmente los cirujanos fueron a ciegas: contando con que tendría el mismo tumor, ¿qué hicieron? Le extirparon por completo el pulmón izquierdo. Gracias a un familiar de Concha que es médico supimos que cuando le practicaron al pulmón los análisis habituales, no encontraron ningún tumor; solo un fragmento de carne quemada de un centímetro de diámetro, sin ningún tipo de actividad tumoral. Es decir, en un mes el tumor del tamaño de un mango pasó a convertirse en un centímetro de carne quemada. Después de muchos años, Concha sigue viva y coleando, a pesar de que cuando nos conocimos le habían pronosticado que no le quedaba más de un mes de vida.

Ciencia espiritual

En resumen: eres un ordenador biológico, y si tienes cáncer es que algo estaba en desequilibrio. Tu sistema operativo se ha desconfigurado y ya no está funcionando correctamente. Es el momento de que pidas un *Reset*, el *Reset* Zen. Hazlo sobre todo si ha habido antecedentes de cáncer en tu familia o si te dicen que tu cáncer es genético. En el caso de que un familiar o un amigo cercano falleciera de cáncer, esto puede ser la causa del tuyo, como hemos visto. Usando la capacidad Zen se eliminan dichas presencias y a veces en apenas cinco minutos ambos resultan liberados a la vez, el paciente y la persona fallecida. Posteriormente, el enfermo de cáncer —o cualquier otra dolencia con este origen— puede empezar a recuperarse, al recobrar la autonomía energética.

No estoy diciendo que curemos el cáncer. No curamos nada ni a nadie, sino que eliminamos los bloqueos y restablecemos el sistema nervioso para que el sistema inmunológico pueda hacer su trabajo con el fin de eliminar las células cancerosas. Es el mismo paciente el que se cura a sí mismo cuando consigue el equilibrio. Este dato es de suma importancia para dar esperanza a los casos desahuciados por los médicos, porque puede ser la luz que estaban buscando después de haberlo probado todo en vano.

Cuando hacemos el *Reset*, actualizamos la vibración o la frecuencia de la persona en el presente, independientemente de lo que haya sufrido o pensado en el pasado; liberamos todos los bloqueos y conflictos energéticos que estuviera arrastrando como un lastre que frenaba su evolución. Hacerse el *Reset* es como quitarse una mochila muy grande y pesada. Las personas que han recibido el *Reset* nos miran con frecuencia con una mirada completamente limpia, relajada, con los ojos brillantes; a veces incluso caen en un llanto de satisfacción y dicen: «No sé lo que me has hecho pero me siento muy aliviado; me siento en paz, me siento feliz».

Los resultados están ahí, y gracias a la colaboración de médicos que se han formado en los cursos Zen, esos casos se irán publicando junto con la documentación que los acredite. Además, la tecnología está avanzando y estoy convencida de que pronto podremos detectar instrumentalmente lo que hacemos con el *Reset* y demostrarlo de una forma científica. De momento ya hay alguna máquina, como la cámara Kirlian o el Quantum Scio, que van un poco más lejos de lo que detecta la tecnología médica convencional. También se puede ver el vídeo *Demo Zen* en el canal Ponencias Zen, en el cual se muestra tecnológicamente en vivo y en directo cómo funcionan el *Reset* y el Toque Zen.

Permítame contar una anécdota al respecto. Tuve una experiencia con un señor oriental en la Feria de Biocultura de Barcelona, con la cámara Kirlian. Le gastamos una pequeña broma, por iniciativa mía, con unas compañeras de Zen. Le propuse a ese señor:

—¿Me permites hacer un experimento? Si gano yo, me llevo las fotos, gratis. Si ganas tú, te pago dos.

Le dije que iba a hacer que en una de las fotos mi aura saliese sin color, que todo el fondo de la foto se viese oscuro, y que en la otra foto saldría como si fuese una iluminada, llena de luz, con vórtices de luz. El señor oriental accedió, convencido de que iba a ganar la apuesta. Entonces me puse en situación. Hice una respiración consciente utilizando mi capacidad con la conciencia de «no ser nada». Y en la segunda hice la respiración con la conciencia de «tener mi campo magnético brillante y compacto». Solamente puse la conciencia. El resultado fue el que yo había vaticinado. Él no dio crédito.

—¿Cómo lo has hecho? –preguntó.

Se lo dije, pero no le bastó; dijo que era imposible que un ser humano pudiese hacer eso con una máquina. Le aseguré que todo era posible. Después vinieron dos compañeras mías y lograron lo mismo.

Tomé las dos fotografías y se las enseñé a mi maestro. Se rio y dijo:

—Seguro que ese señor oriental habrá pensado que eres una iluminada. Para nosotros es muy fácil, porque lo que hacemos es pura ciencia. No tiene nada que ver con lo esotérico. Porque la espiritualidad verdadera es la ciencia más elevada, que va más allá de lo que es la mente humana.

El cerebro es un ordenador que funciona en 3D; no hace otra cosa que almacenar el *software* que le metemos. Pero en otras dimensiones existe nuestro cuerpo mental, que es mucho más sutil. Nuestro cuerpo físico es solamente el traje que utilizamos para transportar ese otro cuerpo que no se ve.

El aborto y el cáncer

En relación con las almas que quedan unidas a nuestro campo magnético, merecen una atención especial los niños que han sido abortados. Este es un gran conflicto que hay que resolver lo antes posible, y que puede ser una causa muy evidente o no tan evidente de cáncer. Es un conflicto que afecta a la mujer que ha abortado voluntariamente o que se ha tomado la pastilla del día después con la intención de que no prospere un posible embarazo. En este caso hay que llevar a cabo un trabajo específico durante un mes, tanto para liberar al ser no nacido como a la madre. Traté este tema en los libros *El Reset colectivo* y *Conexión con el alma*, así como en las conferencias sobre el karma que tengo en Internet. Si la mujer no abortó por voluntad propia, el trabajo debe realizarlo la persona que instigó el aborto. Lo que expongo a continuación sobre este tema está extraído de *Conexión con el alma*.

Cuando una mujer aborta, por el motivo que sea, esa alma se queda con ella si la idea y la responsabilidad de abortar ha sido suya; en cambio, se quedará con el padre si este ha conminado a la madre a abortar contra su voluntad, o con el médico en el caso de que este haya insistido en que la madre aborte, aunque el embarazo no implicase un peligro para su salud.

Así pues, abortar conlleva un gran peso kármico. El hecho de que un alma no pueda venir a recorrer su camino en este mundo, después de haberlo planificado para evolucionar, porque se le ha cortado la posibilidad, genera lo que he denominado, en varias ocasiones, un «karma del copón». Es un gran karma que hay que equilibrar, que hay que pagar.

Cuando la madre ha abortado, esa alma se quedará con ella de por *vidas* (o con el padre, si es el caso), salvo que el tema se resuelva antes de terminar esta vida.

Por suerte, se puede llevar a cabo un trabajo para transmutar los abortos, que ayuda a quien lo realiza a conectar con el alma del bebé; de hecho, es uno de los trabajos más hermosos que se pueden realizar. Lo explico en el vídeo *Karma 1* y, con muchos más detalles, en el vídeo *Karma 2*. Ambos se encuentran en Internet.

En todo casi, si alguien desea hacer ese trabajo, se le facilita todo a través del *e-mail* gironazen@gmail.com. Natalia acompaña en todo el proceso, que dura un mes; ella lleva a cabo la parte espiritual, de liberación del alma del bebé.

La madre o el padre deben preguntarle su nombre a ese ser, si aún no se lo habían puesto. La respuesta puede ser que acuda en un sueño o en el transcurso de una meditación, o tal vez alguno de los dos lo sienta, o de repente oiga repetirse mucho un nombre en su cabeza. También puede preguntársele directamente: «¿Cómo te llamas, hijo mío?», y sentir un nombre.

A continuación, hay que comprarle ropa de la talla que correspondería para la edad que tendría actualmente y enganchar en cada prenda un papelito con su nombre completo. Esta ropa se colgará en un armario. A la hora de comer, si se está en casa, «se le dará de comer». Si es niño, se pondrán siete trocitos de comida en un plato, y si es niña, nueve (pueden ser, por ejemplo, siete/nueve granos de arroz, espaguetis, migajas de pan, etc.), un vaso de agua y los cubiertos (el siete es el número de la vibración del hombre en la creación y el nueve el de la mujer). El plato puede servirse a la mesa con los del resto de la familia u ofrecerse en secreto, por ejemplo poniéndolo en el armario de una habitación, para no tener que dar explicaciones a los invitados o a otros miembros de la familia si no se quiere.

Mediante estas acciones, de alguna manera le estamos dando a ese ser el reconocimiento de que existe, de que forma parte de una familia, de que es un hijo. Para él el tiempo no existe (el tiempo no existe fuera de lo que es la tercera dimensión), y estos actos son muy importantes para él.

Una vez que la madre o el padre haya terminado su comida, debe comer el contenido del plato del bebé no nacido y beber el agua. También puede dárselo a una mascota, pero jamás tirarlo. Tirarlo significa negar la existencia de esa alma.

Estas acciones deben llevarse a cabo durante un mes completo y, además, personas entrenadas en el Zen, con la capacidad de conectar con el alma del bebé, tienen que encargarse de ejecutar la parte espiritual. La madre o el padre hacen el trabajo físico de reconocer a su hijo, pero las personas entrenadas en el Zen realizan un trabajo especial al principio del mes (durante un día) y al final del mes (durante tres días).

Finalmente, esa alma quedará liberada cuando la madre o el padre laven la ropa y quemen los papeles con su nombre. En el caso de poder contar con la colaboración de una persona formada en el Zen, debe entregársele esa ropa para que la limpie a nivel energético, con el fin de evitar que esa alma se quede apegada a ella y no se vaya. Luego, hay que entregarla a caridad, a alguien que realmente la necesite. En caso de que no haya nadie que sepa limpiar energéticamente la ropa, se tiene que quemar. No debe darse sin que antes se haya limpiado energéticamente; si se da sin más, conservará la esencia de la atracción de esa alma por algo físico de su pertenencia. En el caso de que la ropa se queme y, de esta manera, deje de existir, también desaparecerá cualquier tipo de apego o conexión que esa alma hubiese contraído con ella.

Lo bonito es que después de esa experiencia el alma queda liberada, y esa madre o ese padre que estaba sufriendo, tal vez desde hacía mucho tiempo, algún tipo de dolencia o circunstancia (depresión, malestar físico, accidentes continuos...) deja de padecerlo. Incluso podía ser que los hijos de esa persona, y otros familiares, estuviesen arrastrando ese lastre. Cuando el hijo no nacido siente celos de los hijos nacidos, los molesta: no los deja dormir, les provoca enfermedades, caídas... Para ese niño que no nació, son como un estorbo.

Una vez liberada el alma, después de ese mes, se restablece la armonía, la paz y el bienestar en la familia. Tiene lugar una liberación para todos. Muchas mujeres nos expresan que su vida cambia radicalmente a partir de ese momento. Familiares y amigos que se habían alejado de repente aparecen y disfrutan en armonía, porque ya no existe ese bloqueo. Es un trabajo precioso y se hace realmente desde la conexión del alma de la madre o el padre con su hijo, más la contribución de la persona que está liberando esa alma a nivel energético.

Capítulo 6

UN PARADIGMA INTEGRADOR

Estamos juntos en esto

Si tienes cáncer, mis compañeros de Zen y yo podemos intentar ayudarte. Para eso tenemos la Fundación Zen Servicio con Amor; incluso llegamos a dar cursos Zen y hacer *Resets* en las cárceles. No te pedimos nada a cambio; solo cinco minutos para hacerte el *Reset*. Yo hago esto solamente para sentirme viva y feliz de ayudar a los demás. Tampoco vendemos milagros ni prometemos nada; simplemente somos canales voluntarios.

No estoy diciendo que el Zen sea la panacea ni la única opción disponible, pero sí que constituye una herramienta fácil, accesible y gratis, abierta a todo el mundo. ¿Demasiado bonito para ser verdad? ¿Dónde aprendiste la desconfianza? Nos educan en ella; nos enseñan a no creer en otra cosa que no sea lo que nos venden.

Nosotros no culpamos ni señalamos a ningún colectivo profesional de la salud, porque cada uno está trabajando en lo que le han enseñado. Lo que queremos es compartir. Si yo tengo una especialidad y puedo ayudar a una persona, y un médico tiene otra especialidad y pasión por ayudar, ¡vamos a trabajar juntos! Donde no llega uno va a llegar el otro, y podemos crear un gran equipo de trabajadores y voluntarios holísticos, que traten a la persona en cuerpo, mente y a nivel multidimensional.

Tenemos que abrir más los ojos, juzgar menos, criticar menos y atrevernos más; dar un voto de confianza a lo desconocido. Yo no siento que compita con nadie. Solo quiero que algún día el cáncer sea historia. En este momento es el gran *boom*; es como una epidemia. Pero si lo estamos viviendo todos juntos, como sociedad, es porque lo hemos creado juntos. Nos hemos permitido, juntos, llegar a esto. Y juntos lo podemos desmontar, deshacer, cuando ya no nos sirva, cuando ya no nos ofrezca ninguna lección. Cuando ya no tengamos nada que aprender de él como colectivo, desaparecerá. Será el momento en que habremos aprendido algo sobre el amor incondicional.

Recordemos, una vez más, que lo contrario del amor es el miedo. Si le ponemos amor al cáncer, estamos uniendo dos sentimientos totalmente contrapuestos en una enfermedad, para despertarnos. Aún no sabemos expresar el amor incondicional, aún no sabemos convivir con él; por eso en la sociedad seguimos necesitando el cáncer para despertar.

¡Despertemos ya! Dejemos los egos de lado, ayudémonos, unifiquémonos, abramos los ojos, expresémonos como somos, desde el amor. Quitémonos las tonterías de la cabeza.

No nos enfoquemos en lo que no sea importante y centrémonos en las oportunidades que nos brinda la vida para poder expresar libremente el amor incondicional. No esperemos a que venga un cáncer para hacerlo. Lo vamos a conseguir, lo estamos consiguiendo...

Por suerte, cada vez hay más profesionales de la medicina alopática abiertos de mente. Por ejemplo, una amiga mía que vive en Barcelona está recibiendo la ayuda de una oncóloga que se ha salido del protocolo convencional para abrazar una visión más holística. Le está yendo muy bien a mi amiga con ella. Los médicos se están abriendo, porque los más sensibles se sienten muy frustrados con los resultados que obtienen al aplicar solo los protocolos habituales. Es así como estamos empezando a tener un equipo médico Zen.

Además de las intervenciones eminentemente médicas, es necesario crear un ambiente más humano en el terreno de la salud. Hay profesionales que carecen de pasión y que enferman de los enfermos; y no estoy hablando de virus y bacterias, sino de vibraciones. Y es que en su profesión les enseñan a no mostrar su humanidad, a no implicarse emocionalmente, porque es un sector muy duro. Esto conduce a ambientes tristes y a una espiral de enfermedad. Sería mucho mejor que la oncología, como profesión, fuese vocacional; si no, el día a día se hace demasiado difícil. Y la vocación auténtica implica humanidad. Yo he visto médicos y enfermeras que achuchan, miman y estrujan a los enfermos de cáncer en el hospital, incluso a los desahuciados, como si fuesen sus propios hijos. Este desbordamiento de amor me hace ver que el cambio sí es posible: el cambio hacia una actitud muy vocacional, hacia trabajar desde el amor incondicional, hacia querer ayudar a todos esos pacientes que están ahí esperando recibir una sonrisa cada día.

Comparte con los demás

Tus descubrimientos más pequeños pueden ser significativos para los demás.

Por ejemplo, si eres mujer, puede ser que si cambias a compresas y tampones ecológicos te des cuenta de que tienes mejores menstruaciones, en cuanto a dolor, abundancia y regularidad. Una vez que has constatado los buenos resultados, comparte tu descubrimiento con tus amigas; haz que corra la voz. Porque otra persona que esté padeciendo los mismos problemas que tú tenías puede necesitar esta información. Sé tú la esperanza de otra persona, y la tuya propia: con solo cambiar unas cuantas cosas en tu vida, tu estado de salud puede experimentar una notable transformación.

No tengas miedo de intervenir. Por ejemplo, si ves que una persona que tiene una enfermedad autoinmune está masticando constantemente chicles o comiendo caramelos sin azúcar, que están cargados de aspartamo, lo cual puede ser la causa de su problema, infórmala; invítala a que conozca un libro o un vídeo donde pueda encontrar la información que ignoraba. No temas que se ofenda por meterte donde no te llaman; no estás violentando su espacio, sino haciendo un gesto de generosidad en aras de su salud. Ofrécele la oportunidad de probar los chicles o los caramelos con xilitol, o con estevia, alternativas naturales que pueden permitirle seguir con su hábito.

Eso sí, no te muestres coercitivo con la otra persona; facilítale el dato, limítate a sugerir. Si lo hacemos muchos, estaremos propiciando entornos y hábitos más sanos, de lo cual nos beneficiaremos todos, como individuos y como sociedad.

Comparte con tu médico

Exponle a tu médico tu necesidad de saberlo todo sobre el cáncer, tu cáncer. No seas un número más en el protocolo. Recuerda que tu médico está siguiendo las pautas de lo que aprendió en la universidad, pero quizá tú puedas marcar la diferencia en su profesión. Sé el tipo de paciente que todo médico desearía tener; apórtale ideas y abre su mente a cosas nuevas. Regálale algún libro que te haya motivado; por ejemplo, *Alimentación consciente*. Si se muestra muy ocupado con su larga lista de pacientes, regálale tu mejor sonrisa; otro día estará más dispuesto a escucharte.

Cuéntale tus progresos. Si utilizas algún tipo de terapia complementaria, díselo; puede ser que se abra a algo nuevo. Así estará más atento cuando vea reacciones que no esperaba ver en tu estado de salud o en tu cuerpo físico. Acaso verá algo muy positivo en tu evolución, que llamará su atención. Se preguntará: «¿Por qué este paciente es diferente de los demás?». Tal vez tome nota para poder ayudar a otros pacientes, para aconsejarles mejor; tal vez cambie algo en su protocolo. De esta manera, las personas que en un futuro acudan a ese médico podrán también beneficiarse del resultado que has logrado en ti y que has tenido el valor de comunicarle.

Todos tenemos la responsabilidad de mostrarnos activos con el fin de crear una nueva medicina, que vaya más allá de lo que es la medicina convencional. No hay dos personas iguales, ni dos sistemas nerviosos iguales, ni dos mentes iguales; por lo tanto, no debe haber un mismo protocolo para todos. La holística contempla al ser humano en su totalidad, teniendo en cuenta cuerpo, mente, emociones y multidimensionalidad. Es importante cubrir todos los aspectos cuando se trata del cáncer.

¡CONTROLA TUS PROGRESOS EN UN *TICK*!

Este apéndice condensa la información práctica expuesta. La disposición en casillas te permite evaluar cómo estás incorporando estas soluciones a tu vida –algunas, las más específicas, tal vez no sean pertinentes en tu caso–. La idea es que hagas una marca –un *tick* (√)– al lado de todos aquellos elementos que estés aplicando o empezando a aplicar. Incluso puedes hacer fotocopias de estas hojas y repasarlas, por ejemplo una vez por semana, para ayudarte a mantener la conciencia y actualizar tus avances.

ASPECTOS EMOCIONALES Y ESPIRITUALES (capítulo 1)	
Acepto mi cáncer. Ejerzo la entereza.	❏
Tengo serenidad. Estoy libre del miedo.	❏
Asumo mi responsabilidad en vez de culpar a lo externo.	❏
Envío mensajes positivos a mi cuerpo.	❏
Tengo muy presente que el poder está dentro de mí.	❏
Tengo fe en mí mismo y en cualquier agente sanador por el que haya optado.	❏
Tengo paciencia a lo largo del proceso.	❏
Agradezco la experiencia de mi enfermedad.	❏
Celebro cualquier buen resultado.	❏
Agradezco la oportunidad de poder aprender de mi enfermedad.	❏
Tengo la convicción de que mañana estaré mejor y de que todo va a salir bien.	❏
Evito adoptar el rol de víctima.	❏
Evito hablar con pena del cáncer.	❏
Muestro optimismo y alegría. Sonrío.	❏
Dejo de dar vueltas a emociones del pasado. Las suelto.	❏
Soplo sobre las experiencias de dolor emocional acumuladas para que se desvanezcan.	❏
Suelto la rabia. Perdono y acepto a los demás.	❏
Me perdono y me acepto a mí mismo. Perdono mis errores del pasado.	❏
Me sitúo en el presente y miro hacia delante.	❏
Escucho mi cuerpo y lo atiendo con cariño.	❏
Escucho mi corazón, mi mente y mis palabras.	❏

ASPECTOS EMOCIONALES Y ESPIRITUALES (capítulo 1)	
Escribo un diario con mis pensamientos.	❏
Practico el desapego.	❏
Me conozco a mí mismo a partir del reflejo que me brindan los demás.	❏
Imagino todo lo que haré cuando esté libre del cáncer; esto me ayudará a elevar la vibración.	❏
Acepto mis bajones, mi humanidad.	❏
Me desahogo cuando me hace falta (gruño, lloro, grito, protesto...).	❏
Busco el confort físico. Si hace falta, tomo un fármaco para aliviar el dolor.	❏
Procuro descansar lo necesario.	❏
Realizo actividades que me ilusionan y me inspiran.	❏
Expreso lo que llevo dentro con el más puro sentimiento.	❏
Hago cosas que siempre quise hacer y que no hice.	❏
Dejo de dedicarme a lo que me disgusta. Si es necesario, cambio de trabajo.	❏
Vivo el presente. Observo más y pongo más atención a todo.	❏
Gestiono el dolor: lo observo sin implicarme; lo gestiono recordando el final feliz del dolor de un parto.	❏
Practico la respiración consciente de la técnica Zen.	❏
Cada noche me acuesto dando las gracias por haber vivido un día más.	❏
Me levanto agradeciendo seguir vivo ese día.	❏
Me muestro agradecido con los demás.	❏
Celebro los progresos de los demás.	❏

ASPECTOS EMOCIONALES Y ESPIRITUALES (capítulo 1)	
Medito.	❏
Hago alguna práctica espiritual o religiosa.	❏
Procuro mantener la frecuencia del amor incondicional.	❏
Confío en que si mi curación está en mi camino, la obtendré.	❏
Me rindo a mi Ser. Pido que tenga lugar lo mejor para mi evolución.	❏
Oriento mi búsqueda hacia dentro, hacia lo que siento.	❏
Abro los ojos a las señales y les hago caso.	❏
Llevo a cabo actos de entrega o caridad.	❏
Entrego intangibles, como mi tiempo y mi cariño.	❏
Ayudo a los demás.	❏
Hablo con otras personas que tienen el mismo cáncer. Las escucho y las incentivo.	❏
Saldo las deudas kármicas que pueda identificar.	❏
Cambio mis prioridades. El amor es ahora la primera de la lista.	❏
Me abrazo a mí mismo.	❏
Me siento vivo.	❏
Salgo de mi personaje actual; voy más allá de mi actual condicionamiento (por medio del Reset, el Toque Zen, etc.).	❏
Hoy soy la versión más elevada de quien soy realmente.	❏
Dejo de luchar para ser alguien o algo. Me basta con vivir y disfrutar.	❏
Comparto con los demás.	❏

ASPECTOS EMOCIONALES Y ESPIRITUALES (capítulo 1)	
Doy rienda suelta y libertad a mis seres queridos.	❑
Pido ayuda cuando la necesito.	❑
Dejo que los demás colaboren conmigo.	❑
Pido un abrazo cuando lo necesito.	❑
Permito que los demás me mimen.	❑
Soy más humilde.	❑
Me rodeo de personas que me comprenden y que apoyan mis decisiones.	❑
Me alejo de las personas negativas.	❑
Comunico claramente mis deseos y necesidades.	❑
Actúo con naturalidad, sin dramatizar.	❑
Doy la menor información posible a los demás sobre mi enfermedad.	❑
Tomo las decisiones que me aportan más paz.	❑
Si estoy recibiendo quimioterapia o radioterapia, visualizo y siento que lo que entra en mi cuerpo es sanador.	❑
Les digo a mis seres queridos cuánto los amo.	❑
Estoy en paz conmigo mismo y con mi entorno.	❑
Digo lo que aún no he dicho pero que siempre quise decir.	❑
Hago cambios en mi vida; experimento en positivo.	❑
Tengo bien presente lo nuevo positivo que estoy haciendo y evito los viejos hábitos.	❑

FACTORES DIETÉTICOS (capítulo 2)	
Evito la intención de hacer una dieta para no tener cáncer. Simplemente disfruto comiendo sano.	❏
Prescindo de los «remedios milagrosos comerciales».	❏
Como a gusto, con el sentimiento de estar nutriendo mi templo.	❏
Dedico tiempo a preparar los platos a conciencia.	❏
Evito comer con prisas. Celebro el acto de comer.	❏
Presto atención a mi digestión.	❏
Examino mis heces y observo mi orina.	❏
Llevo una dieta baja en sal.	❏
Controlo mi peso; sobre todo, si soy mujer, evito acumular grasa en la zona abdominal.	❏
Combino los alimentos correctamente (la dieta disociada).	❏
Hago la dieta del arroz rojo para desintoxicar el organismo y facilitar el equilibrio corporal (si no estoy recibiendo quimioterapia o medicación).	❏
Sustituyo el aspartamo y los azúcares refinados e industriales por miel natural, estevia, agave o xilitol, que tomo en pocas cantidades.	❏
Limito el consumo de carne o pescado a un día por semana cada uno.	❏
Evito el consumo de grasas saturadas que se encuentran en las carnes tipo cerdo o ternera.	❏
Evito los embutidos.	❏
En cuanto al pescado, evito consumir pez espada, atún, emperador y marisco por su alto contenido en mercurio.	❏

FACTORES DIETÉTICOS (capítulo 2)	
Evito todos los fritos, incluidas las patatas fritas de bolsa.	❏
No tomo alimentos procesados.	❏
Evito los productos de pastelería y bollería.	❏
Evito la manteca de cerdo.	❏
Prescindo del glutamato monosódico (comida china) y la tartrazina (E-102), colorante amarillo.	❏
Evito los alimentos ahumados y preparados a la barbacoa.	❏
No como cacahuetes, por tener aflatoxinas, micotoxinas, un moho invisible.	❏
Sustituyo la leche de vaca por leches vegetales.	❏
Evito los quesos de vaca y la nata.	❏
Evito los caramelos, chicles y refrescos sin azúcar cuando contienen aspartamo.	❏
Tomo cardo mariano para el hígado para mantenerlo funcionando óptimamente.	❏
Tomo té verde para mantener limpios los riñones.	❏
Bebo y utilizo para las infusiones agua de baja mineralización y no del grifo.	❏
Llevo una dieta muy hidratada (que incluye frutas, hortalizas, verduras y caldos vegetales).	❏
Evito el sedentarismo.	❏
Me pongo en cuclillas para facilitar la evacuación salvo que tenga una prótesis de cadera.	❏
Tomo infusiones de jengibre, anís o hinojo para los gases.	❏

FACTORES DIETÉTICOS (capítulo 2)	
Tomo infusiones de menta o hierbabuena para el dolor de cabeza asociado con la desintoxicación del organismo.	❑
Si recibo radioterapia, me aplico un gel de áloe vera en la zona irradiada.	❑
Tomo alga espirulina para reducir los posibles efectos adversos de la radiación.	❑
Evito las siguientes bebidas: café, té negro, mate, refrescos de cola, refrescos de cacao y bebidas gaseosas con ácido fosfórico. Sustituyo el café por la achicoria.	❑
Tomo uña de gato para las defensas y para el aparato digestivo en general.	❑
Tomo suplementos de bacterias acidófilus y bífidus para mi flora intestinal.	❑
Tomo suplementos de vitamina C en forma no de ácido, sino Ester-C.	❑
Tomo otros suplementos naturales (por ejemplo, un multivitamínico mineral de alta gama, un complejo antioxidante y enzimas digestivas).	❑
En caso necesario, tomo un adaptógeno para el estrés (por ejemplo, Eleurococo/ginseng siberiano).	❑
Evito siempre el uso del microondas.	❑

LOS CAMPOS ELECTROMAGNÉTICOS Y MAGNÉTICOS (capítulo 3)	
Duermo con la wifi apagada.	❏
Duermo sin aparatos eléctricos conectados en la habitación, incluido el radiorreloj.	❏
Duermo sin manta eléctrica.	❏
Si duermo en una cama articulada, la desconecto de la red eléctrica de noche.	❏
El móvil lo cargo por la noche lejos de mí y en modo avión. Si debo tenerlo cerca, lo dejo en el suelo, sin estar enchufado para cargarse o lo pongo en modo avión.	❏
Evito dormir con la cabeza junto a una pared donde haya aparatos eléctricos conectados o que dé a un ascensor.	❏
Evito dormir sobre un punto geopatógeno.	❏
Duermo con la cabeza orientada al este o al norte.	❏
Si vivo en una casa «enferma», me protejo en la cama (con piezas de lana o con un cubrecolchón que derive las influencias a tierra).	❏
Espacio el tiempo de exposición al ordenador.	❏
Salgo al aire libre, a la naturaleza.	❏
Tomo baños de sol.	❏
Me doy baños de mar (o de agua con sal marina en la bañera).	❏
Recargo el cuerpo con iones negativos (por medio de una buena ducha y estando cerca de agua natural en movimiento, como cascadas o surtidores).	❏
Hago la respiración consciente de la enseñanza Zen.	❏
Recibo el *Reset* o el Toque Zen.	❏

LOS PRODUCTOS QUÍMICOS (capítulo 4)	
Evito el uso de ambientadores químicos en casa y en el coche.	❏
Evito los insecticidas.	❏
Evito el tabaco.	❏
Utilizo detergentes ecológicos para la ropa (y las ecobolas) y me olvido de los suavizantes.	❏
Prescindo de la naftalina.	❏
Uso productos naturales para la higiene personal (jabón, gel de baño, champú, suavizante para el cabello...).	❏
Uso desodorantes que no tienen parabenos, aluminio ni otras sustancias químicas nocivas.	❏
Utilizo aceites esenciales 100% puros de grado terapéutico y perfumes naturales para perfumarme. Prescindo de colonias, lacas y perfumes industriales.	❏
Mis tintes y cosméticos son naturales; no contienen plomo ni otras sustancias químicas agresivas.	❏
Evito los polvos de talco.	❏
Evito, si puedo, los medicamentos antiácidos con aluminio.	❏
Utilizo una pasta de dientes natural, libre de flúor.	❏
Sustituyo los productos de limpieza convencionales por otros naturales.	❏
Prescindo del aluminio en la cocina (no uso utensilios de aluminio y evito tanto como puedo el uso del papel de aluminio).	❏
Utilizo sartenes y cazuelas libres de teflón.	❏
Evito, si puedo, los alimentos y bebidas envasados en plástico.	❏

OTROS (capítulos 5 y 6)	
Conservo la mente en paz y una vibración alta.	❏
Me hago un *Reset* si sospecho que mi campo magnético se ve afectado por el del alma de un ser fallecido (sobre todo, si ha habido antecedentes de cáncer en la familia o si me dicen que mi cáncer es genético).	❏
Si he abortado o he incentivado un aborto, llevo a cabo el trabajo propuesto para estos casos (gironazen@gmail.com).	❏
Doy un voto de confianza a lo desconocido que puede funcionar en mi caso, como el *Reset* y el Toque Zen.	❏
Me acompaña en mi proceso de cáncer un médico de mente abierta, o al menos cuento con el apoyo adicional de alguien que entiende del tema y es abierto de mente.	❏
Comparto mis descubrimientos favorables a la salud con otras personas a las que les puedan interesar.	❏
Invito a mi médico a que me lo cuente todo sobre mi cáncer.	❏
Aporto ideas a mi médico con el deseo de que abra su mente a cosas nuevas.	❏

«NO ENCONTRARON LOS NÓDULOS»

El testimonio de una médica Zen

Cada día doy las gracias a Dios por haberme permitido recorrer el hermoso camino de la sanación conjuntamente con tantas personas que contemplan la enfermedad desde otro prisma. En este mundo la visión dominante es que la enfermedad, a distintos niveles, es algo habitual, que tenemos que aceptar como normal. Pero esto NO ES ASÍ en realidad.

Me llena de satisfacción formar parte de ese grupo de seres llamados *sanadores*, cuya vocación es el amor hacia el prójimo. Los sanadores tratamos de ayudar a las personas a conservar la buena salud o a recuperarla si la pierden. Este grupo está compuesto por médicos, enfermeras, técnicos, terapeutas y otras personas que, sin poseer un título específicamente acreditativo en este mundo burocrático en el que vivimos, tienen la misma misión que el resto de los sanadores, sobre la base del amor y el espíritu de ayuda al prójimo.

Esta base la reconocen perfectamente todos los sanadores, porque la sienten o la han sentido con fuerza en su interior; comenzando por Hipócrates, padre de la medicina, y terminando con el niño que sin saber aún leer ni escribir ya sueña con ser un gran médico o científico con el fin de curar todas las enfermedades que afectan a esta humanidad. Pues bien, fue este sentimiento el que me llevó a buscar un poco más allá de la ciencia. No es que decidiese dejar la ciencia de lado, ¡en modo alguno!, pero sí que sentí oportuno complementarla con el fin de llegar a contemplar los problemas de salud desde todos los ángulos posibles y poder determinar su causa raíz. El premio del universo fue permitirme conocer a Suzanne y poder ser una alumna Zen.

Me siento feliz de aplicar día a día en la consulta lo aprendido en el Curso Zen y de ver los sorprendentes resultados obtenidos con mis pacientes. Esta felicidad se multiplica cuando recibo correos de médicos, terapeutas y enfermeros de distintas partes del mundo, alumnos Zen como yo, en los que me cuentan las experiencias que tienen en sus respectivas consultas y los resultados extraordinarios que están obteniendo con sus pacientes.

Voy a compartir mi experiencia con uno de los últimos casos que he atendido.

Un paciente masculino de sesenta y dos años de edad llegó a mi consulta con estos síntomas: decaimiento, anorexia, astenia, sudoración, palpitaciones y una pérdida de peso importante en el plazo de apenas unas siete semanas.

En la exploración física que le realizamos encontramos dos nódulos cervicales; según él, hacía unos dos meses que los venía notando. Le realizamos las pruebas correspondientes;

entre ellas, una ultrasonografía cervical y un análisis que determinase los marcadores tumorales.

Confirmamos el diagnóstico por sonografía y clínica: en efecto, el paciente tenía dos nódulos cervicales; el más pequeño medía más de tres centímetros de diámetro. Lo remitimos, para que fuese atendido por el equipo de oncología, al hospital Araujo Jorge de Goiania (Brasil), donde se le volvieron a efectuar las pruebas; además, se le hizo una tomografía axial computarizada cervical, de tórax y abdomen.

Dicho equipo de oncología programó una intervención quirúrgica para tres semanas más tarde, con el fin de extirpar los nódulos y realizar una biopsia. En ese periodo le realizamos tres Toques Zen.

Hace unos días fui con mi enfermera a hacerle una visita al paciente en su domicilio. Al preguntarle qué tal había ido la operación, me miró con una mirada tierna y me dijo:

—No me han operado... NO ENCONTRARON LOS NÓDULOS.

Me comentó que, estando ya en el quirófano a la espera de que le administraran la anestesia, entró un médico, que se presentó como uno de sus cirujanos. Le tocó y examinó el cuello, pero no dijo nada. Salió y volvió a entrar minutos después con otro de los cirujanos, quien repitió las mismas maniobras de palpación. Y he aquí que, a pesar de que los nódulos eran visibles y palpables en su inicio, y a pesar de que su existencia había sido confirmada por medio de la ultrasonografía y la tomografía, ahora no había ni rastro de ellos. Sencillamente, habían desaparecido, de modo que decidieron suspender la operación.

El paciente continúa siendo tratado por el equipo de oncología, que está rastreando la posible presencia de algún tipo de tumor primario o secundario y buscando una explicación a lo sucedido. Yo sigo brindándole el apoyo médico que necesita desde mi consulta, dándole Toques Zen y orientándolo en cuanto al tema de la alimentación consciente, para ayudarle en su recuperación.

Estas son las experiencias que vivimos día a día quienes trabajamos con el Zen desde el amor y la humildad.

Gracias, universo, por hacer que todo esto sea posible.

Gracias, Suzanne, por existir..., por Ser... y por haberme hecho este hermoso regalo que me permite andar el camino que un día soñé recorrer.

Medicina con Amor.

Medicina con Zen.

Porque la ciencia y la espiritualidad sí pueden ir de la mano.

Con Amor incondicional,

Doctora BEISBLANY MAARLEM CASTILLO,[1]
médica de estrategia de salud de familia,
especialista en medicina del deporte,
médica Zen,
noviembre de 2015

---

1. Los médicos y terapeutas que sean actualmente alumnos Zen o que vayan a serlo en el futuro y que tengan dudas o preguntas o que sencillamente quieran saber más sobre la aplicación del Zen en consulta o compartir sus experiencias, pueden establecer contacto conmigo por medio del siguiente correo electrónico: dra.maarlem@gmail.com.

«¡QUÉ MÁS DA!»

Un caso de cáncer de mama
(por María Campos)

María participó en febrero de 2015 en el Congreso de Alimentación Consciente de forma espontánea. Durante mi conferencia, le pedí que saliera al escenario a dar su testimonio. Su gracia al transmitir su historia llegó al corazón de todos, así que su intervención fue un éxito.

SUZANNE POWELL

Hace un año me diagnosticaron un cáncer muy avanzado. Me asusté mucho, porque era un cáncer de mama con metástasis. Por mi manera de pensar, me pasé dos meses llorando. Perdí once kilos, hasta que me dije: «¡Ya basta! Tengo que encontrar algo que me dé la tranquilidad que necesito». Nunca había usado Internet ni nada parecido, pero en esa ocasión lo hice y la encontré a ella..., ¡y cambió toda mi vida! Cambió la manera que tenía de pensar, basada en el miedo, el terror y el preguntarme por qué me había pasado a mí. Y dejé de culpar a otros de lo que me sucedía.

Lo primero que hice fue ACEPTAR que tenía un cáncer y que yo misma había decidido que así fuese antes de nacer. ¿Por qué tenía que echarle la culpa a una persona u otra?

Me lo tomé con alegría y me dije: «No me reconozco, pero bueno, allá voy... ¡Paso a paso!». Cambié la manera de alimentarme (¡que era horrorosa! ¡Combinaba tres tabletas de chocolate con sardinas! ¡Era algo exagerado!). Empecé a hacer la dieta del arroz rojo. La hice durante una semana, y cada vez que iba a la oncóloga y me examinaba, no daba crédito a que estuviese cada vez mejor de la anemia. Pues sí, fui a la oncóloga; por miedo, elegí la medicina convencional. También recurrí a un naturópata. Pero lo más significativo para mí fue la actitud de ACEPTAR. Todos venimos de paso, así que ¡qué más da! Me tomé la enfermedad con filosofía ¡y alegría!

Llegó el momento de la operación ¡y fue el día más feliz de mi vida! Entré en el quirófano, donde un montón de profesionales me intervinieron durante nueve horas. Antes de que me pusieran la anestesia, les dije:

—¡Os doy las gracias! Si me muero, habréis hecho todo lo posible, y si vivo también os doy las gracias.

Y me dije a mí misma: «Si me voy, he muerto tantas veces que no pasa nada por morir una vez más». Me sentí muy bien después de la operación, muy limpia, ¡y tan feliz que me decían que era la alegría de Can Ruti! (así se llamaba el hospital). Hay que tener en cuenta que había sido la mujer más miedosa del mundo en cuanto a las enfermedades. Para mí era terrible estar enferma.

Cambié yo y cambió todo a mi alrededor. Cada vez que me entraban ganas de llorar, cancelaba esa pena. Pude más que ella, gracias a mi nueva manera de pensar.

Hace un mes y medio que terminé el tratamiento de radio. Me extirparon un pecho, pero hace dos días fui a la oncóloga y me dijo que estaba estupendamente bien de todo, incluso del hígado. Me preguntó:

—¿Qué has hecho para tener así de bien el hígado?

—¿Qué quieres saber, la verdad o la mentira?

—La verdad.

Y le dije:

—Voy a un naturópata que me da esto, esto y esto, y... ¡estoy viendo a Suzanne todo el día! Tengo el dedo gastado de tanto pasar vídeos.

Creo que sé más de ella que ella misma; todo el día estoy conectada a Internet. Me beneficié del *Reset* y sobre todo de la filosofía de tomarse uno las cosas con felicidad: «¡Qué más da!».

Suzanne me preguntó:

—¿Y qué pasó con esa cicatriz?

—Voy abierta en canal, de lado a lado. A los dos días me quitaron el vendaje y el médico me dijo: «¡Es imposible! Parece que te hayamos operado hace un mes y no hace tan solo dos días». Tampoco he tenido ningún tipo de problema con la cicatrización. Los médicos están maravillados. Incluso le dije a mi oncóloga: «¡Espabilaos, despertad!, que hay más cosas que la medicina convencional, que puede ir bien pero es muy dura: la quimio, la radio, las operaciones...». Lo importante es saber que no pasa nada y ser feliz.

—¿Y ese pelito? –quiso saber Suzanne.

—Hace dos semanas me quité la peluca y el otro día me dijeron: «¡María, qué permanente más bonita tienes! ¿Dónde te la han hecho?». Y respondí: «En Can Ruti». «Pero ¿allí hay peluquería?», preguntaron, y dije: «¡El que tenga narices de sentarse en aquel sofá verde ya verás cómo le sale, como a mí!». Gracias.

ÍNDICE